运动改善高血压血管功能的表观遗传学机制

李珊珊　著

人民体育出版社

图书在版编目（CIP）数据

运动改善高血压血管功能的表观遗传学机制／李珊珊著. -- 北京：人民体育出版社，2024（2024.10 重印）
ISBN 978-7-5009-6389-9

Ⅰ.①运… Ⅱ.①李… Ⅲ.①高血压－运动疗法－研究 Ⅳ.①R544.105

中国国家版本馆 CIP 数据核字（2023）第 240339 号

*

人 民 体 育 出 版 社 出 版 发 行
北京中献拓方科技发展有限公司印刷
新 华 书 店 经 销
*
710×1000 16 开本 10.5 印张 193 千字
2024 年 5 月第 1 版 2024 年 10 月第 2 次印刷
*
ISBN 978-7-5009-6389-9
定价：54.00 元

社址： 北京市东城区体育馆路 8 号（天坛公园东门）
电话： 67151482（发行部） 邮编： 100061
传真： 67151483 邮购： 67118491
网址： www.psphpress.com
（购买本社图书，如遇有缺损页可与邮购部联系）

前 言

原发性高血压是一种慢性进行性疾病，以动脉血压升高（>140/90 mmHg）为判断标准，其与心血管疾病的发病率和死亡率密切相关，是当今世界威胁人类健康的最主要因素之一，危害非常广泛。原发性高血压后期会引发一系列并发症，如肾衰竭、心力衰竭、脑卒中等严重疾病，给国家经济和人民健康带来了沉重的负担。原发性高血压受遗传和环境的共同作用。大量证据表明原发性高血压受遗传因素影响很大，其遗传率在30%～40%。根据这一结果，全基因组关联研究已经确定了许多与动脉血压升高相关的新遗传变异，证实了原发性高血压的多基因复杂性。然而，这些遗传变异并不能完全解释原发性高血压的表型变异和疾病风险。传统生活方式中的风险因素，如营养不良、咖啡因摄入过多、吸烟、饮酒和肥胖等，均可改变基因表达，进而影响心血管疾病的患病风险。因此，在对高血压的研究中，寻找缺失的遗传影响因素已成为研究的一个主要目标。近来，科学界已经逐渐认识到，基因与环境之间的相互作用可能对心血管健康和疾病患病率具有同等重要的作用[1]。研究发现，组织器官相关表型的改变可能与DNA序列的变化无关，人们由此提出了表观遗传学的概念。

此外，随着研究的深入，人们逐渐认识到，遗传、成人期环境及行为亦无法完全解释高血压的发病机制。根据David Barker提出的"健康与疾病的发育起源"，个体如果在胚胎发育期受到良性或不良因素的影响，就会引起其出生后各器官、系统结构和功能逐渐发生变化，进而影响子代成年后的机体健康和疾病的发病风险。妊娠期不良环境对子代成年后疾病编程的附加概念得到了人类研究的大量证据支持。据相关研究表明，不良的宫内条件与胎儿生长受限、低出生体重，以及成年期心血管疾病与代谢综合征发病率的增高均显著相关。多项研究证明，宫内的不良环境可编程成年后的高血压，而表观遗传学对胎儿编程具有重要的作用[2]。成人期疾病的易感性可能是胎儿对宫内不良刺激通过表观遗传的改变，而产生的一种生存适应的结果。个体发育越不成熟，环境对其产生的影响就会越大。因此，环境对生理学编程的影响在早期发育中最为显著，并且从胚胎、胎儿及出生后直到成年整个过程其影响逐渐消退。

血管在调节血压中起着至关重要的作用。动脉血压的高低主要取决于心输出量和外周阻力。外周阻力是指外周小动脉和微动脉对血流的阻力。外周阻力的改变是由骨骼肌和腹腔器官阻力血管口径的改变引起的，这一过程受血管张力的调控。血管张力调控的结构基础主要是血管平滑肌细胞（vascular smooth muscle cell，VSMC）和内皮细胞。神经体液等因素也是通过调控 VSMC 舒缩活动和内皮细胞释放内皮活性因子发挥作用的。另外，动脉管壁的顺应性也能影响动脉血压[3]。由于主动脉和大动脉的弹性储器作用，动脉血压的波动幅度明显小于心室内压的波动幅度。老年人的动脉管壁硬化、顺应性变小，大动脉的弹性贮器作用减弱，脉压增大。

适度的体育锻炼对于增强心血管功能，维持动脉血压恒定，预防高血压、动脉粥样硬化等心血管疾病的发生具有重要意义，人们可以通过改善心血管循环系统的功能，降低心血管疾病的发病率和死亡率[4]。运动作为一种特殊的刺激，可以引起血流加速、血压变化、体内氧自由基增多等，这些变化必然对血管的生物学特性产生一定的影响。有关研究表明，运动可以改变血流速度，进而引起血管剪切应力发生变化，使血管的组织结构发生适应性变化，从而改善血管生物学功能。

表观遗传编程可能是双向的。这意味着不良环境可以通过改变基因表达模式引起组织器官功能损伤和病变，同时，良性环境也可以逆转这种异常的基因表达模式而改善组织器官功能。因此，表现遗传学机制可能在运动改善心血管功能和防治高血压等心血管疾病中发挥着至关重要的作用。此外，由于胎儿发育处于表观遗传的不稳定阶段，妊娠期运动也为后代器官系统的发育提供了更大的可塑性。对人体的研究表明，妊娠期运动可以抑制孕期肥胖引起的异常表观遗传编程，从而降低后代在成年期对肥胖的易感性[5]。

目 录

CONTENTS

第一章 高血压与血管功能
CHAPTER 01

高血压是心血管疾病、卒中和终末期肾病的主要危险因素，是当今世界发病率和病死率较高的疾病之一。由于血压与心输出量和外周血管阻力相关，因此，心输出量或外周血管阻力的增加均会导致高血压的发生。血压受全身多个系统的综合调控，而血管张力变化在其中发挥了重要的作用[6]。外周血管舒缩活动通过影响血管阻力而对血压进行调节。许多研究已经证明了血管反应性的变化或血管平滑肌收缩活动的调节对于控制血压的重要性。在这些实验中，研究人员对小鼠进行了基因改造，使其对血管张力的调节产生异常。这些模型包括 BK_{Ca} 通道 β1 亚基敲除小鼠、雌激素受体 β 敲除小鼠、VSMC K_{ATP} 通道 Sur2 亚基敲除小鼠、内皮型一氧化氮合酶敲除小鼠等。这些小鼠都具有血管功能障碍和高血压，表明血管功能障碍可导致高血压的发生。

第一节　血管结构与功能

血管张力的调节与血管结构密切相关。内皮细胞通过释放血管舒张因子和血管收缩因子来调节血管张力。研究发现，高血压与内皮功能障碍密切相关[7]。除此之外，VSMC 的结构与功能重塑在多种心血管疾病的发展中都发挥着重要的作用，并伴有细胞的增殖、肥大、迁移和凋亡，从而导致血管狭窄、阻力增加，引发血压升高和动脉粥样硬化。一般来说，正常成年人的 VSMC 数目相对稳定，从而使血管壁有一定的收缩与舒张特性，可维持血压的稳定。因此，从一定程度上，高血压的形成也与血管的舒缩活动有关。

一、血管结构

动脉血管包括大动脉、中动脉、小动脉、微动脉和毛细血管。大动脉管壁厚，含有丰富的弹力纤维，又称为弹性储器血管。动脉逐渐分支，管腔逐渐变细，管壁逐渐变薄，弹力纤维逐渐减少，平滑肌细胞逐渐增多。小动脉和微动脉管腔直径不足 300 μm，负责血管张力和血流的区域分布，并通过影响血管阻力在血压调节中发挥重要作用。微动脉管壁中仍有完整的平滑肌细胞层，通过收缩与舒张活动，调节管腔直径，进而对血流阻力和血流量进行调控，因此，它们又称为阻力血管。由微动脉发出分支形成毛细血管，其管壁只由一层内皮细胞构成，仅在起始部存在平滑肌环绕，控制毛细血管的启闭。毛细血管口径非常细，但数量庞大，总横截面积很大，血液在毛细血管处的流动非常缓慢。毛细血管的管壁薄，通透性好，因此成为血管内血液和周围组织液进行物质交换的场所。

动脉壁从外到内由 3 层组成，包括外膜、中膜和内膜（图 1-1）。外膜层较薄，包含神经末梢、血管周围脂肪组织和结缔组织（成纤维细胞和胶原纤维），在血管发育和重塑中起重要作用。此外，外膜还参与免疫监视和炎症细胞运输，以及血管与其所在组织之间的信号交换。血管周围脂肪

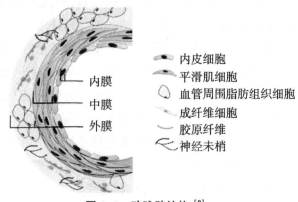

内膜
中膜
外膜

- 内皮细胞
- 平滑肌细胞
- 血管周围脂肪组织细胞
- 成纤维细胞
- 胶原纤维
- 神经末梢

图 1-1 动脉壁结构[9]

组织的脂肪细胞与所有脂肪细胞一样，可分泌脂肪因子，有助于调节血管张力。例如，在离体的大鼠主动脉环中，血管周围脂肪组织可减弱血管对去甲肾上腺素的收缩反应。在血管周围脂肪组织中可分泌一种血管舒张物质，称为"脂肪源性舒张因子"，它可引起血管平滑肌舒张。例如，脂联素和血管紧张素 Ⅰ～Ⅶ（angiotensinⅠ～Ⅶ，Ang Ⅰ～Ⅶ）可作用于内皮细胞，刺激一氧化氮（nitric oxide，NO）的产生。然而，脂肪细胞也可以产生脂肪因子，如脂质运载蛋白-2（lipocalin-2，LCN-2），其作用是抑制 NO 生成[8]。中膜层最厚，主要由平滑肌、弹性纤维和胶原纤维组成，调节血管收缩和舒张。机械刺激，如剪切应力和压力，或药理刺激，均可通过增加细胞内 Ca^{2+} 浓度来激活 VSMC 的收缩。内膜层，即动脉血管壁的最内层，由单层内皮细胞和位于内皮细胞下方的结缔组织组成，包含跨膜蛋白（如封闭蛋白和连接黏附分子）。内皮也被认为是一种内分泌器官，可通过旁分泌产生和分泌血管活性物质、炎症分子，以及血管保护、生成、血栓形成和抗

血栓形成相关的因子等。

二、血管张力的调控

（一）血管张力调控的 VSMC 收缩机制

血管平滑肌是血管中膜的主要成分，是血管功能的重要调节剂。血管平滑肌收缩在外周血管阻力和血压的调节中起重要作用。血管功能障碍、过度收缩和血管痉挛可导致高血压、冠状动脉疾病等重大心血管疾病。因此，VSMC 收缩的机制已成为确定血管功能障碍和血管疾病中血管过度收缩原因的主要研究目标。

VSMC 的收缩可以通过机械（腔内压力、拉伸）或化学因子（即通过配体与细胞表面受体的结合）激活，引起肌浆网或质膜上的钙通道开放，使 Ca^{2+} 内流进入细胞。细胞内游离 Ca^{2+} 与钙调蛋白（calmodulin，CaM）结合，激活肌球蛋白轻链激酶（myosin light chain kinase，MLCK）。MLCK 磷酸化肌球蛋白轻链（myosin light chain，MLC），导致肌球蛋白和肌动蛋白丝之间形成横桥，进而引起平滑肌细胞收缩。

大量研究发现，Ca^{2+} 是 VSMC 收缩的主要调节因子，其来源、细胞溶质水平、稳态机制和亚细胞分布均可影响血管舒缩活动。研究表明，刺激 Gq 蛋白偶联膜受体会激活磷脂酶 C（phospholipase C，PLC），并促进膜磷脂水解为 1，4，5-三磷酸肌醇（inositol1，4，5 - trisphosphate，IP_3）和二酰甘油（diacylglycerol，DAG）。IP_3 刺激 Ca^{2+} 从肌浆网中释放，同时质膜 Ca^{2+} 通道开放引起 Ca^{2+} 流入胞内。肌质网和细胞外液中的 Ca^{2+} 浓度比细胞质中的 Ca^{2+} 浓度高数倍，因此，肌质网或细胞膜表面 Ca^{2+} 通道的开放可使 Ca^{2+} 进入细胞质中，并增加细胞质 Ca^{2+} 浓度。通过质膜 Ca^{2+} 泵和 Na^+/Ca^{2+} 交换器将 Ca^{2+} 排出，以及肌浆网和线粒体对 Ca^{2+} 的重吸收，可以防止细胞溶质 Ca^{2+} 浓度大幅增加，同时有助于创建亚质膜 Ca^{2+} 结构域。细胞质 Ca^{2+} 浓度的阈值增加可形成 Ca^{2+} – CaM 复合物，激活 MLCK，并导致 MLC 磷酸化、肌动蛋白—肌球蛋白相互作用和 VSMC 收缩。Ca^{2+} 依赖的 MLC 磷酸化和随后肌动蛋白和肌球蛋白之间横桥的形成是 VSMC 收缩的主要机制（图 1-2）[10]。

然而，Ca^{2+} 依赖性 MLC 磷酸化并不能完全解释 VSMC 的收缩机制。研究发现，Ca^{2+} 在不同亚细胞域中的细胞内分布是不均匀的[11]，同时，通过施加 Ca^{2+} 通道阻断剂发现，其不能完全抑制 VSMC 的收缩，某些血管中存在激动剂诱发的收

缩与细胞质 Ca^{2+} 浓度分离的现象。例如，VSMC 收缩可在无钙溶液、细胞质 Ca^{2+} 浓度或 MLC 磷酸化变化不大的情况下发生，这提示血管平滑肌收缩过程可能涉及其他机制。DAG 激活蛋白激酶 C（protein kinase C，PKC），通过丝裂原活化蛋白激酶（mitogen-activated protein kinase，MAPK）直接或间接磷酸化类肌钙蛋白（calponin，CaP）和钙调蛋白结合蛋白（caldesmon，CaD），增强肌丝对 Ca^{2+} 的敏感性和 MLC 磷酸化，从而在细胞质 Ca^{2+} 浓度增加较小的情况下维持 VSMC 收缩。PKC 作为蛋白激酶家族成员，包含 Ca^{2+} 依赖性的和 Ca^{2+} 非依赖性的亚型，具有不同的组织和亚细胞分布、作用底物及功能。PKC 易位至细胞表面可能会触发一系列蛋白激酶反应，最终与可收缩的肌丝相互作用并导致 VSMC 收缩。同时，RhoA-Rho 激酶（RhoA-Rho kinase，ROCK）活性增加可抑制 MLC 磷酸酶，增加 MLC 磷酸化及肌丝对 Ca^{2+} 敏感性，进而引起 VSMC 收缩。PKC 介导的蛋白激酶 C 磷酸酶抑制蛋白 17（CPI-17）的磷酸化和 ROCK 对 MLC 磷酸酶的抑制，都可增加 MLC 磷酸化，进而引起 VSMC 收缩。Ca^{2+} 处理机制及 PKC 和 ROCK 活性的异常与多种血管疾病中的血管功能障碍有关（图 1-2）[10]。

VSMC 舒张是由细胞质 Ca^{2+} 浓度减少引起的，这一过程主要是通过肌质网 Ca^{2+} 泵吸收 Ca^{2+}，以及质膜 Ca^{2+} 泵和 Na^+ - Ca^{2+} 交换器将 Ca^{2+} 泵出细胞外来实现的。细胞质 Ca^{2+} 浓度的减少导致 Ca^{2+} - CaM 复合物的解离，磷酸化的 MLC 被 MLC 磷酸酶去磷酸化。

细胞内 Ca^{2+} 浓度在 VSMC 的正常兴奋—收缩耦合中发挥着关键作用。大量研究发现，VSMC 中存在多种 Ca^{2+} 通道，它们之间相互协调，对细胞内细胞质 Ca^{2+} 浓度进行精确调控，从而在 VSMC 收缩活动中发挥关键作用（图 1-3）。如上所述，细胞质 Ca^{2+} 浓度的变化是由 Ca^{2+} 通过电压依赖性和非电压依赖性质膜 Ca^{2+} 通道流入，以及肌质网释放 Ca^{2+} 而产生的。长期以来，L 型电压依赖性 Ca^{2+} 通道（L-type-voltage-dependent Ca^{2+} channels，$Ca_V1.2$）一直被认为是 VSMC 中 Ca^{2+} 流入的主要途径。实际上，通过 $Ca_V1.2$ 流入的 Ca^{2+} 是肌源性反应的主要介质，这是 VSMC 应对管腔内压力变化而收缩和舒张的内在调控机制。近来研究发现，除了 L 型 Ca^{2+} 通道（L-type Ca^{2+} channel，LTCC），T 型 Ca^{2+} 通道（T-type Ca^{2+} channel，TTCC）对肌源性张力的调控也发挥了重要作用[12]。瞬时受体电位（transient receptor potential，TRP）通道及 Ca^{2+} 释放激活通道（Ca^{2+} release-activated channel，CRAC）也有助于 VSMC 收缩功能的调节。此外，激活肌质网上的雷诺丁受体（ryanodine receptors，RyRs）和 1，4，5-三磷酸肌醇受体（inositol 1，4，

5-trisphosphate receptors，IP$_3$Rs）将 Ca^{2+} 释放进入胞质的过程，也是 VSMC 兴奋的重要因素。RyRs 和 IP$_3$Rs 也通过与质膜离子通道的信号传递参与 VSMC 收缩调节。

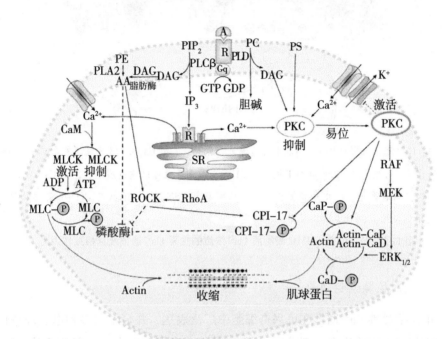

注：血管收缩剂激动剂（A）与其受体（R）结合后，与异源三聚体 GTP 结合蛋白（Gq）偶联并激活磷脂酶 C（PLCβ），进而催化磷脂酰肌醇 4，5-二磷酸（PIP$_2$）水解为 1，4，5-三磷酸肌醇（IP$_3$）和二酰甘油（DAG）。激动剂还可激活磷脂酶 D（PLD），将磷脂酰胆碱（PC）水解为胆碱和 DAG。IP$_3$ 刺激 Ca^{2+} 从肌浆网（SR）中释放。同时，激动剂还通过 Ca^{2+} 通道刺激 Ca^{2+} 流入胞内。Ca^{2+} 结合钙调蛋白（CaM），激活肌球蛋白轻链激酶（MLCK），引起肌球蛋白轻链（MLC）磷酸化，并启动血管平滑肌细胞（VSMC）收缩。DAG、磷脂酰丝氨酸（PS）和 Ca^{2+} 可导致蛋白激酶 C（PKC）的激活和转位。PKC 抑制 K$^+$ 通道，导致膜去极化和电压依赖性 Ca^{2+} 通道的激活。PKC 引起蛋白激酶 C 磷酸酶抑制蛋白 17（CPI-17）磷酸化，进而抑制肌球蛋白轻链（MLC）磷酸酶并增强肌丝力对 Ca^{2+} 的敏感性。PKC 磷酸化类肌钙蛋白（CaP），使更多的肌动蛋白与肌球蛋白结合。此外，PKC 可激活涉及 Raf 的蛋白激酶级联反应、丝裂原活化蛋白激酶（MAPK）激酶（MEK）和 MAPK（ERK1/2）的蛋白激酶级联反应，导致钙调蛋白结合蛋白（CaD）的磷酸化。DAG 被 DAG 脂肪酶转化为花生四烯酸（AA），磷脂酶 A2（PLA2）的激活催化磷脂酰乙醇胺（PE）向 AA 的水解，进而抑制 MLC 磷酸酶。激动剂诱导的 RhoA-Rho 激酶（ROCK）激活也会抑制 MLC 磷酸酶，并进一步增强收缩蛋白的 Ca^{2+} 敏感性。虚线表示抑制作用。

图 1-2　VSMC 的收缩机制[10]

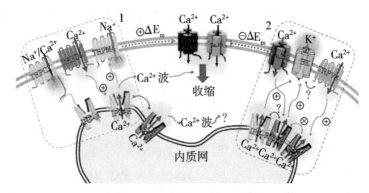

注：Ca^{2+} 流入主要通过 L 型 $Ca_V 1.2$ 通道进行调控，T 型 $Ca_V 3.1/3.3$ 通道在其中也发挥了一定的作用。L 型 $Ca_V 1.2$ 通道和 T 型 $Ca_V 3.1/3.3$ 通道活性可以通过膜电位上的 Ca^{2+} 通道进行调控，这些通道具有去极化和超极化作用，从而调节 VSMC 的收缩状态。（+）表示正反馈，（−）表示负反馈，（?）表示路径中的不确定区域。

图 1-3 参与调节 VSMC 细胞质 Ca^{2+} 浓度的主要 Ca^{2+} 通道及其相互作用[13]

1. 电压依赖性钙通道

电压依赖性 Ca^{2+} 通道在可兴奋细胞中广泛表达，并显示出多种电生理特性，这使它们能够影响许多生理功能。自 1953 年首次发现以来，人们已经对多种电压依赖性 Ca^{2+} 通道亚型进行了表征，其中在 VSMC 中发挥关键作用的主要有在膜去极化时表现出大电导和持久电流特性的 LTCC，以及在负电位下具有微小电导和瞬态电流的 TTCC。

（1）$Ca_V 1.2$ 通道（L 型 $Ca_V 1.2$ 通道）

1990 年，L 型 $Ca_V 1.2$ 通道首次在兔肺血管中进行测序，发现其与骨骼肌同种型具有 65% 的氨基酸序列同源性。$Ca_V 1.2$ 通道由成孔 α1C 和辅助 β、α2δ 和 γ 亚基组成，它们共同调节通道功能。

α1C 亚基作为 $Ca_V 1.2$ 通道的门控装置和 Ca^{2+} 的渗透孔道，包括 4 个同源结构域（Ⅰ、Ⅱ、Ⅲ、Ⅳ），每个结构域由 6 个跨膜片段（S1～S6）、NH_2 和 COOH 末端组成。其中，S1～S4 为 $Ca_V 1.2$ 通道的电压传感器，控制孔道开关；S5～S6 形成 $Ca_V 1.2$ 通道的孔道，决定 Ca^{2+} 的选择性。α1C 亚基分子量约为 240 kDa，每个 α1 亚基含有 2170 个氨基酸，可决定 $Ca_V 1.2$ 通道的许多功能特性，包括电压敏感性、Ca^{2+} 通透性、Ca^{2+} 依赖性失活和 Ca^{2+} 通道阻滞剂的抑制等。α1C 亚基转录物具有广泛的选择性修饰模式，为其在细胞类型选择性表达中提供了结构和功能的多样性。其中，动脉平滑肌特异性 $\alpha1C$ 亚基由剪接变异的外显子-1 转录调控，具有富含半胱氨酸的 NH_2 末端。当仅与 $\alpha2\delta$ 亚基共表达时，$\alpha1C$ 亚基表现出负稳态激活和失活动力学增强、全细胞电流减弱和质膜嵌入减少等特点。$Ca_V1.2$ 通道在细胞连接区含有一个平滑肌细胞特异性的由 25 个氨基酸组成的外显子 9a，其具有更强的超极化电流，是脑血管收缩的关键调节因子。不含有外显子 33 的其他变异体具有更接近静息膜电位的电流和对硝苯地平（nifedipine）更高的敏感性。

$Ca_V1.2$ 通道 $\alpha1C$ 亚基的 COOH 末端提供调节功能，如质膜靶向等[14]。它还包含 CaM 结合位点，可促进通道与质膜之间的信息传递。在大鼠和人脑动脉中，$\alpha1C$ 亚基的 COOH 末端被切割，产生短的 $Ca_V1.2$ 通道蛋白和 50 kDa 的 COOH 末端片段。该片段可通过降低 $\alpha1C$ 亚基表达诱导血管舒张。

体外和体内研究均已确定了 $\alpha1C$ 亚基在血管功能中的关键作用。例如，选择性抑制 $\alpha1C$ 亚基活性的二氢吡啶拮抗剂 [如 nifedipine、伊拉地平（iradipine）、尼卡地平（nicardipine）] 可以抑制压力诱导的 Ca^{2+} 浓度增加，进而引起肌张力减弱。相反，$Ca_V1.2$ 通道活性激动剂（如 Bay K 8644）可增强肌原性张力反应。此外，$\alpha1C$ 亚基敲除小鼠出现血管张力和血压的显著下降。血管平滑肌还可通过激活 $Ca_V1.2$ 通道诱导细胞收缩。研究人员对脑动脉、基底动脉和尾动脉血管平滑肌的研究证实，$Ca_V1.2$ 通道 $\alpha1C$ 亚基参与低渗性损伤对血管收缩的影响。

$\alpha1C$ 亚基决定了 $Ca_V1.2$ 通道的特征性质，而 β 亚基调节通道生物物理和生理反应。β 亚基通常以 $1:1$ 的形式与 $\alpha1C$ 亚基配对。β 亚基由 2 个保守的核心区域组成，类似于真核生物蛋白（Src homology 3, SH3）结构域和鸟苷酸激酶域。目前已鉴定有 4 个 β 亚基，分别由 4 种不同剪接变体的基因编码。$Ca_V1.2$ 通道 $\alpha1C$ 亚基的生物物理特性和质膜嵌入形式可以通过不同的 β 亚基同种型进行特有调节。$\beta3$ 亚基是 VSMC 中主要的 β 亚基，最近的一项研究发现，$\beta3$ 亚基在上调 $Ca_V1.2$ 通道活性和血管紧张素Ⅱ（Ang Ⅱ）诱导的高血压的发展中起着关键作用[15]。作为支架蛋白，β 亚基可以定位和整合细胞内信号以影响 $Ca_V1.2$ 通道的门控特性。

$\alpha1$ 亚基的表达和功能还取决于其与 $\alpha2\delta$ 亚基的关联。在平滑肌中，人们已经鉴定出 $\alpha2\delta$ 亚基（175kDa）的表达，该亚基似乎具有增加 Ca^{2+} 通道电流的作用。$\alpha2\delta$ 亚基可通过二硫键连接，作为单个亚基存在。δ 部分锚定在质膜上，而糖基化的细胞外 $\alpha2$ 结构域与 $\alpha1C$ 亚基可发生相互作用。目前，研究人员已鉴定出 3 种不同的 $\alpha2\delta$ 亚基同种型（$\alpha2\delta1\sim\alpha2\delta3$）。$\alpha1C$ 亚基和 β 亚基与不同 $\alpha2\delta$ 同种型的异源共表达可产生具有不同门控特征和电流密度的通道，这也体现了 α2δ 亚基对通道功能的重要调节作用。在脑 VSMC 中，α2δ1 敲低后 $Ca_V1.2$ 通道的 Ca^{2+} 流入减少，进而引起血管舒张，说明 α2δ 亚基是调控 $Ca_V1.2$ 通道功能的关键调节因子。此外，在自发性高血压大鼠（spontaneously hypertensive rats，SHR）的脑 VSMC 中发现，α2δ1 mRNA 和蛋白质表达增加。因此，α2δ1 和 β3 表达的增加会增强 $Ca_V1.2$ 通道的表达和功能，进而增强高血压期间的血管收缩。因此，靶向 α2δ1 和 β3 亚基可能是改善高血压患者血管收缩功能的有效治疗手段。

目前，已经鉴定的 γ 亚基有 8 种，其中包含 4 个具有细胞内 NH_2 和 COOH 末端的跨膜区域。第一个细胞外环是包含 GLWXXC 氨基酸基序的保守区域，这是所有 γ 亚基中最显著的特征。γ 亚基还调节 α1C 亚基的生物物理和运输特性。然而，关于 γ 亚基在 VSMC 中调节 $Ca_V1.2$ 通道功能的研究尚不充分。

α1C、β 和 α2δ 亚基的剪接变异可导致 $Ca_V1.2$ 通道复杂的功能多样性。作为 VSMC 中主要的 Ca^{2+} 流入途径，$Ca_V1.2$ 通道在调节 VSMC 收缩性和肌源性张力方面发挥着关键作用。因此，调节 $Ca_V1.2$ 通道亚基组成、翻译后修饰和膜组织的机制有可能在生理和病理条件下影响 VSMC 功能和血管反应性。

$Ca_V1.2$ 通道是第二信使激酶信号级联反应的主要目标，例如蛋白激酶 A（protein kinase A，PKA）和 PKC。这些激酶对 $Ca_V1.2$ 通道活性的调节对于调控 VSMC 功能和血管反应性至关重要。然而，PKA 对血管 $Ca_V1.2$ 通道活性的调节作用尚没有定论。有研究报道，VSMC 中 PKA 的激活会抑制 $Ca_V1.2$ 通道活性，而另外的研究结果则发现 PKA 对 $Ca_V1.2$ 通道具有激活作用。有报道称，细胞外 D-葡萄糖浓度从 5 mmol/L 升高到 15～20 mmol/L 时，可通过 PKA 信号通路增强脑 VSMC 中的 $Ca_V1.2$ 通道活性。此外，佛波酯和血管收缩剂可通过 Gq 偶联受体［如 Ang Ⅱ、内皮素-1（endothelin-1，ET-1）］激活 PKC，进而导致血管 $Ca_V1.2$ 通道活性和血管收缩增强。与此结果一致的是，PKC 的基因敲除可防止 Ang Ⅱ 诱导的 $Ca_V1.2$ 通道活性增强和高血压进展。

研究发现，$Ca_V1.2$ 通道产生的钙火花对二氢吡啶和细胞外 Ca^{2+} 浓度敏感，对毒胡萝卜素引起的 Ca^{2+} 储存耗竭不敏感。值得注意的是，$Ca_V1.2$ 通道火花总是与向内的 L 型 Ca^{2+} 电流相关，表明它们是由 Ca^{2+} 通过 $Ca_V1.2$ 通道流入产生的。虽然低活性的 $Ca_V1.2$ 通道火花表现出随机性，但高活性 $Ca_V1.2$ 通道火花是由延长的通道开放产生的，在许多情况下，由成簇 $Ca_V1.2$ 通道的非随机、协调开放产生。重要的是，结构多样化的支架蛋白 A 型激酶锚定蛋白 150（A-kinase anchoring Proteins 150，AKAP150）在介导 $Ca_V1.2$ 通道调节中发挥着至关重要的作用。AKAP150 通过结合 PKA、PKC、钙调神经磷酸酶和 $Ca_V1.2$ 通道本身，促进对 $Ca_V1.2$ 通道的调节。高活性 $Ca_V1.2$ 通道钙火花需要不同的 PKC 和钙调神经磷酸酶活性[16]。因此，高活性 $Ca_V1.2$ 通道钙火花在生理和病理条件下有助于 Ca^{2+} 浓度和肌原性张力的增加。事实上，在高血压和糖尿病动物模型中，依赖 PKC 或 PKA 的高活性 $Ca_V1.2$ 通道火花与增加的肌源性张力和促高血压信号通路的激活有关。

（2）**T 型 Ca^{2+} 通道（TTCC）**

TTCC 首次在豚鼠心室肌细胞中被鉴定为独立的电压依赖性 Ca^{2+} 通道，其瞬时电导电流约为 8pS，在 -30 mV 超极化的电位下可被激活。米贝拉地尔（Mibefradil）、NNC 55-0396、哌咪清（pimozide）、五氟利多（penfluridol）和镍是 TTCC 的通道阻断剂。二氢吡啶类如 nifedipine（nmol 范围内）通常对 TTCC 的影响很小。然而，研究表明，微摩尔浓度（$>1\mu mol/L$）的 nifedipine 可以抑制 TTCC 功能。

现有研究表明，TTCC 在 VSMC 收缩活动和血管反应性中也发挥了重要作用。在分子水平上，已在不同物种（包括人类）的多个血管床平滑肌细胞中发现了 $Ca_V3.1$ 通道和 $Ca_V3.2$ 通道的转录物和蛋白质。对大鼠肠系膜小动脉的研究表明，TTCC 也有助于血管收缩反应。在骨骼肌动脉中，$Ca_V3.1$ 通道和 $Ca_V3.2$ 通道积极参与维持肌源性张力的调节。此外，$Ca_V3.1$ 通道在视网膜微循环中也具有潜在的重要作用。

在人类细胞中，$Ca_V3.1$ 通道似乎可被 $Ca_V3.3$ 通道取代。通过 Ni^{2+} 阻断 $Ca_V3.2$ 通道后，可以观察到 $Ca_V3.1/Ca_V3.3$ 通道对 T 型电流的调控作用。利用这种选择性阻断的方法及对转基因小鼠的研究发现，这些通道对肌源性反应调节的贡献有所不同（图 1-3）。$Ca_V3.1/Ca_V3.3$ 通道似乎介导压力诱导的血管收缩，而 $Ca_V3.2$ 通道通过调节 RyR－大电导钙激活钾离子通道（large-conductance Ca^{2+}-activated K^+ channel，BK_{Ca}），对压力引起的血管收缩进行负反馈调节。另一个有趣的发现是，由于电压依赖特性，TTCC 和 $Ca_V1.2$ 通道可对不同的血管内压力做出反应。$Ca_V3.1/Ca_V3.3$ 通道主要在较低的腔内压力下产生肌张力，其中 VSMC 的膜电位为 $-60\sim-50$ mV。相反，$Ca_V1.2$ 通道可在去极化程度更高的 VSMC 膜电位（$-45\sim-36$ mV）和更大的腔内压力下调节血管张力。蛋白激酶对 TTCC 活性的调节也可能对调节 VSMC 功能发挥作用。研究已经表明，PKA 和 PKG 激活可抑制 VSMC 中的 TTCC。这种 TTCC 抑制可以限制细胞外 Ca^{2+} 流入，进而引发血管舒张反应。因此，TTCC 可能通过其在较低压力下激活的能力，与 $Ca_V1.2$ 通道共同对肌源性张力进行精确调控。

2. TRP 通道

TRP 通道是具有 28 个编码基因的阳离子通道超家族[17]。根据它们的序列同源性，这些通道可以进一步分为 6 个亚家族：TRPC、TRPV、TRPM、TRPP、TRPA 和 TRPML。序列分析表明，TRP 通道由 6 个跨膜螺旋（S1～S6）组成，细胞内 NH_2 和 COOH 末端长短不一。电子低温显微镜技术证明，辣椒素激活的 TRPV1 通道具有 4 个对称亚基，其中 S5 和 S6 环形成离子孔。该结构还包含一个选择性过滤器，由内源性和外源性配体调节。功能性 TRP 通道由 4 个亚基组成，本质上可以形成同聚或异聚体。由于大多数细胞表达多种 TRP 通道同种型，这些通道很可能以异源多聚体形式存在。NH_2 和 COOH 末端均包含可以修饰和调节通道功能的结构域。例如，TRPV1 和 TRPA1 通道上锚蛋白的重复数量可以调节通道活性。一些 TRP 通道的 COOH 末端包含 CaM/IP_3 结合域、丝氨酸—苏氨酸激酶靶序列和 PDZ 蛋白质—蛋白质相互作用域，这取决于转录本剪接模式。

VSMC 中可表达多个 TRP 通道。在这些细胞中，TRP 通道具有调节膜电位、VSMC 收缩和肌源性张力的作用。此外，某些 TRP 通道可通过阻止动脉中的 G 蛋白偶联信号来促进血管机械敏感性。除了 TRPM4 通道和 TRPM5 通道之外，几乎所有 TRP 通道都可渗透 Ca^{2+}，且可被 Ca^{2+} 激活。

（1）TRPV1 通道

TRPV1 通道是非选择性阳离子通道，优先选择 Ca^{2+} 和 Na^+（10:1）。TRPV1 通道主要在感觉神经元中表达，可以被内源性酸性环境（pH 值 < 5.5）、花生四烯酸衍生物，以及外源性辣椒素和树脂毒素激活。此外，通道活性可受 PKA 和 PKC 的调节，对血管张力的调控具有潜在的重要意义[18]。感觉神经中这些通道的激活可导致血管舒张因子神经肽的释放，从而引起血管舒张。在 VSMC 中，TRPV1 通道激活可引起血管收缩。例如，骨骼肌小动脉在加入 TRPV1 通道激活剂辣椒素后收缩反应显著增强。在体温调节组织（包括硬脑膜、皮肤和耳）的小动脉中也发现了 TRPV1 通道的表达。然而，TRPV1 通道表达似乎在血管组织中并不普遍。

（2）TRPV2 通道

TRPV2 通道可在主动脉、肠系膜动脉和基底动脉 VSMC 中表达。在主动脉平滑肌细胞中，使用低渗溶液可导致 TRPV2 通道激活、Ca^{2+} 流入增加和血管收缩。然而，需要更多的研究来证明 TRPV2 通道在不同血管床中的功能作用。

（3）TRPV4 通道

TRPV4 通道与肌源性张力的调节有关。该通道可以受到机械应力的刺激，包括绝对应力和细胞肿胀。在脑 VSMC 中，TRPV4 通道受 PKC 调节，进而导致 Ca^{2+} 流入（即 TRPV4 通道火花）。然而，这种激活可导致血管舒张，而与血管收缩无关。单个 TRPV4 通道火花期间的 Ca^{2+} 流入是 $Ca_V1.2$ 通道火花的 100 倍左右。这种局部化的高强度 TRPV4 通道火花可能会刺激肌质网中 RyR 的活性，从而产生 Ca^{2+} 火花，进而导致 BK_{Ca} 通道激活，最终引起 VSMC 膜电位超极化和血管舒张（图 1-3）。

（4）TRPC1 通道

TRPC1 通道与 TRPC4 通道或 TRPC5 通道可形成功能性异聚体，通过 Gq 偶联信号通路进行调节。通过 TRPC1 通道的 Ca^{2+} 流入与 BK_{Ca} 通道激活和 VSMC 舒张有关。

（5）TRPC3 通道

VSMC 中的 TRPC3 通过刺激多种 G 蛋白偶联受体（G protein-coupled receptors, GPCRs），包括 Ang II 和 ET-1 受体而对血管张力进行调节。因此，TRPC3 通道主要通过受体介导动脉血管收缩[17]，而在压力诱导的张力调控中可能不是必需的。事实上，在脑 VSMC 中，TRPC3 通道诱导的血管收缩机制涉及 IP_3 促进的 IP_3R 和 TRPC3 的耦合机制（图 1-3）[13]。TRPC3 通道的激活导致阳离子流入增加（如 Na^+ 和 Ca^{2+}），从而导致膜去极化，使 $Ca_V1.2$ 通道开放，血管收缩。

（6）TRPC4 通道

TRPC4 通道在主动脉和肠系膜 VSMC 中均可发挥调控作用。在长期循环牵拉中，TRPC4 通道表达似乎可随着钙池调控钙离子进入（store-operated calcium entry, SOCE）的减少而减少。

（7）TRPC5 通道

当与其他 TRPC 通道亚基共聚时，TRPC5 通道与 VSMC 中的 SOCE 有关。研究发现，TRPC5 通道阻断可抑制大脑小动脉 VSMC 的 SOCE。同样，由环吡嗪酸

（SERCA 泵抑制剂）引起的电流可被 TRPC5 通道抗体抑制。总之，这些结果均表明 TRPC5 通道在 VSMC SOCE 中的作用。

（8）TRPC6 通道

VSMC 中 TRPC6 通道介导的 Ca^{2+} 动员与血管收缩有关。TRPC6 通道可通过机械活动被激活，如细胞肿胀和压力，进而促进血管收缩。这些通道也可以被 GPCR 激活。例如，1 nmol/L Ang Ⅱ 可通过结合甘油二酯激活 TRPC6 通道。通过 TRPC6 通道介导的 Ca^{2+} 流入，作为力感应复合物的一部分，可经肌质网上的 IP_3R 促进 Ca^{2+} 释放，以刺激 TRPM4 通道活性和肌源性张力（图 1-3）[13]。

（9）TRPM4 通道

TRPM4 通道可被 Ca^{2+} 激活，但对 Ca^{2+} 不通透。尽管如此，VSMC 中的 TRPM4 通道在肌源性张力中仍发挥着重要作用。在大鼠脑动脉的 VSMC 中，TRPM4 可被局部 IP_3R 介导的 Ca^{2+} 浓度增加激活（图 1-3）。它们的活性可以由特定信号蛋白根据血管床差异调节。研究发现，RhoA/Rho 相关蛋白激酶可增强实质小动脉 VSMC 中的 TRPM4 通道活性[19]。其他 TRPM 通道，如 TRPM7 和 TRPM8 通道，也在 VSMC 中表达。

（10）TRPP2 通道

TRPP 通道是已知对机械敏感的 Ca^{2+} 通道。在多个血管床中均发现 TRPP1 和 TRPP2 通道的表达，包括肠系膜动脉和脑动脉。在这些动脉床中，TRPP1 和 TRPP2 通道的激活似乎可通过不同的机制对肌源性反应进行调控。TRPP2 通道激活还可能与脑动脉的 VSMC 中 IP_3R 和 RyR 的差异调节有关，这对调节血管反应性具有重要意义。

（11）细胞内 TRP 通道

越来越多的证据表明，细胞内膜中的 TRP 通道也可能在调节 Ca^{2+} 稳态和细胞功能方面发挥关键作用。定位于内质网中的 TRPV1 和 TRPP2 通道可参与细胞内 Ca^{2+} 调节。此外，TRPM2 和 TRPML 通道可能在溶酶体释放 Ca^{2+} 中起作用，这可能导致细胞的氧化应激。在 VSMC 中，含有 TRPM7 通道的囊泡在剪切应力的作用下可被迅速运送到质膜，从而导致 TRPM7 通道样电流显著增加，进而可能引起病理条件下的 Ca^{2+} 浓度增加和 VSMC 功能受损。

3. Orai 和 STIM 通道

通过激活质膜 PLC 耦联受体和随后的 IP_3R 介导的 Ca^{2+} 释放，细胞内储存的 Ca^{2+} 浓度下降会触发细胞外来源的 Ca^{2+} 流入。在罕见的严重免疫缺陷病例中，SOCE 介导的 Ca^{2+} 释放激活 Ca^{2+} 电流机制的遗传缺陷严重损害了免疫细胞功能。研究发现，基质相互作用分子 STIM1 和钙释放激活钙通道的成孔亚基（Orai）可激活负责 SOCE 的质膜 Ca^{2+} 可渗透通道和相关的肌质网定位通道。在肌质网中的 Ca^{2+} 浓度降低后，其传感器 STIM1 发生动态空间重组，形成与质膜中的 Orai 通道相互作用的聚集簇，以促进 Ca^{2+} 释放激活 Ca^{2+} 电流。

Orai 同源物是由 3 个基因（即 Orai1、Orai2 和 Orai3）编码的质膜离子通道[20]，与其他已知的 Ca^{2+} 可渗透通道几乎没有遗传或结构相似性。哺乳动物可产生两种形式的 Orai1：33 kDa 的 Oria1α 和 23 kDa 的 Oria1β。由于蛋白质组学和功能的差异，Orai1α 和 Orai1β 可能对某些结合因子（如 TRPC1 与 Orai3）产生不同的亲和力，进而对不同 Ca^{2+} 电流具有选择性。序列分析研究表明，Orai 通道是异聚体结构，每个通道由 4~6 个 Orai 亚基组成。每个亚基由 4 个高度保守的跨膜螺旋（M1~M4）组成。每个 Orai 亚基的 M1 螺旋中的氨基酸侧链形成一个包含 55 个氨基酸的孔。Orai 孔的细胞外表面有一个独特的谷氨酸残基环，形成其选择性滤过器。每个 Orai 亚基由胞质 NH_2 和 COOH 末端组成，其中包含 Ca^{2+}/CaM、PKC 和 STIM 蛋白进行功能调节的位点。

现已确定，Orai 通道可通过与基质相互作用分子（STIM1 和 STIM2）的相互作用被激活，基质相互作用分子在肌质网内可充当 Ca^{2+} 传感器。STIM 蛋白是单跨膜蛋白，主要位于内质网中，在质膜中也观察到少量 STIM1 的表达。STIM 蛋白在控制 Ca^{2+} 流入方面发挥作用。内质网中的 STIM 通过 NH_2 末端经典 EF 手型结构域感知管腔 Ca^{2+} 浓度的变化。在肌质网 Ca^{2+} 耗尽时，Ca^{2+} 从 NH_2 末端 EF 手型结构域解离，STIM 蛋白在质膜—肌质网连接处展开和聚集，进而通过直接物理相互作用激活 Orai 通道以诱导构象变化。重要的是，Orai/STIM 的相互作用需要 Orai 和 STIM 的 COOH 末端卷曲线圈相互作用域。

与体外研究结果一致，在颈动脉损伤的大鼠体内，研究人员也发现了 Orai1 和 STIM1 的表达上调，且与 VSMC 增殖密切相关。慢病毒介导的受损血管中，Orai1 的敲低抑制了 VSMC 向增殖表型的转化并减少了新内膜的形成，表明 Orai1 介导的 Ca^{2+} 流入可能是损伤期间血管重塑（如再狭窄）的重要决定因素。此外，体外研究已经证实 SOCE 是 VSMC 中 Ca^{2+} 流入的主要来源，在增殖和迁移过程中起关键作用。因此，Orai 和 STIM 表达和功能的适应性变化可能会在血管生成和血管修复过程，以及在疾病发生中驱动表型转换。

VSMC 表型转换的主要驱动因素是多肽血小板衍生生长因子（platelet derived growth factor，PDGF）。PDGF 通过激活 PDGF β 受体和下游 PLC γ 介导的肌质网 Ca^{2+} 释放，对肌质网中的 Orai1 通道进行调控。除了 Orai 通道激活作用外，聚集在内质网和质膜连接处的 STIM1 还可抑制通过 $Ca_V1.2$ 通道的 Ca^{2+} 流入。

值得一提的是，Orai 通道在 Orai1、Orai3 和 STIM 介导的肌质网中不依赖于配体激活的 Ca^{2+} 流入起作用。这种强烈的内向整流电流，可由花生四烯酸及其代谢物白三烯 C4 调控。与 Orai1 和 STIM1 一样，Orai3 蛋白在颈动脉损伤的实验模型中也出现上调，敲低该亚基，可使新内膜形成受抑制。

4. 肌质网膜上的 Ca^{2+} 通道

位于 VSMC 肌质网膜上的 Ca^{2+} 释放通道在控制细胞兴奋性和血管反应性中起关键作用。

（1）Ryanodine 受体

RyR 是细胞内 Ca^{2+} 通道，可介导肌质网 Ca^{2+} 释放。目前，已鉴定有不同基因编码的 3 种 RyR 亚型（RyR1～RyR3）。结构模型预测 NH_2 和 COOH 末端都位于细胞质内，并且孔道具有 4～12 个跨膜结构域[21]。RyR1 的 Ca^{2+} 敏感性是由连接细胞质区域和孔道的 α-螺线管结构中的 EF 手型结构域调控的。

在 VSMC 中存在所有 RyR 同种型的 mRNA 转录物和蛋白质表达。RyR1 和 RyR2 在门静脉肌质网中介导 Ca^{2+} 火花（如 Ca^{2+} 通过 RyR 从肌质网中释放）。几项研究表明，与骨骼肌和心肌中 $Ca_V1.2$ 通道和 RyR 之间的紧密耦合相反，VSMC 中可能存在松散耦合机制，其中 $Ca_V1.2$ 通道通过调控全细胞 Ca^{2+} 浓度和肌质网 Ca^{2+} 负荷间接调节 RyR。

在 VSMC 中，咖啡因可激活 RyR，进而诱导细胞内储存的大量 Ca^{2+} 释放或增加 Ca^{2+} 火花的频率。RyR 可以以浓度依赖的方式被生物碱（兰尼碱）激活或抑制。在低浓度时，兰尼碱可以激活 RyR，而在较高浓度时，则会抑制 RyR。RyR 在骨骼肌和心肌的兴奋—收缩耦合中发挥核心作用，可调控收缩所需的 Ca^{2+} 浓度的整体增加。RyR 可通过调节质膜离子通道的活性间接影响 VSMC 兴奋性

(图 1-3)。Ca^{2+} 火花可以同时激活质膜中的多个 BK_{Ca} 通道，从而产生自发的瞬时外向电流（spontaneous transient outward currents，STOCs），并促进小阻力动脉中 VSMC 的超极化和血管舒张。VSMC 中质膜和肌质网之间的空间接近性允许 Ca^{2+} 火花激活 BK_{Ca} 通道，而对全细胞 Ca^{2+} 浓度的影响很小。然而，在兔门静脉中发现，RyR 可通过激活 Ca^{2+} 敏感的氯离子通道，使 VSMC 去极化。这突出了 RyR 在微调不同血管床之间 VSMC 兴奋性方面的重要性。

RyR 和 BK_{Ca} 通道之间功能耦合的调节对 VSMC 功能具有至关重要的作用。例如，一氧化氮和毛喉素的血管舒张作用在一定程度上是由于 RyR 产生的 Ca^{2+} 火花介导 STOC，引起 PKG 和 PKA 活性的增加。相反，PKC 激活剂会抑制 RyR 活性，这会降低 STOC 频率并可能导致血管收缩。此外，对 BK_{Ca} 通道 Ca^{2+} 敏感性的任何影响都可能导致功能性 RyR-BK_{Ca} 耦联和血管收缩性的变化，这一现象在高血压动物模型中得到了充分的证实。在这些动物中，BK_{Ca} 通道 β1 亚基的表达减少，进而降低 BK_{Ca} 通道 Ca^{2+} 敏感性，从而导致 STOC 活性受损、肌源性张力增加和高血压。RyR 和 BK_{Ca} 通道之间的耦合强度在糖尿病动物模型中也发生变化。这些发现证明，VSMC 中 RyR 和 BK_{Ca} 通道的耦合作用与血管功能障碍之间具有密切的相关性。

（2）1，4，5-三磷酸肌醇受体（IP_3R）

IP_3R 是一种普遍表达的 Ca^{2+} 释放通道，位于肌质网膜上。这些通道由围绕中心离子渗透孔的 4 个跨膜亚基组成。每个亚基包含 6 个跨膜结构域，1 个在跨膜结构域 5 和 6 之间形成离子传导孔的管腔环，以及胞质 NH_2 和 COOH 末端。NH_2 末端进一步细分为抑制 IP_3 结合的抑制域、IP_3 结合核心域、ATP 和 Ca^{2+} 的结合位点，以及与 TRPC 通道物理相互作用的耦合域。COOH 末端似乎与 IP_3R 四聚化有关[22]。

目前已经鉴定了 IP_3R 的 3 种不同同种型（IP_3R1、IP_3R2、IP_3R3）。虽然在主动脉、肠系膜动脉和大脑动脉的 VSMC 中均发现了 3 种同种型的表达，但 IP_3R1 似乎是小阻力动脉 VSMC 中的主要同种型。IP_3R 同种型的表达谱可能因发育阶段而异。IP_3R3 在新生儿肌质网中的表达很高，在发育过程中下降，并且在成人肌质网中逐渐被增加的 IP_3R1 超越。在增殖的肌质网中，人们也发现了高水平的 IP_3R2 和 IP_3R3 表达。这些 IP_3R 同种型与 IP_3 结合的亲和力也有所不同，$IP_3R2 > IP_3R1 > IP_3R3$。IP_3R 在肌质网膜上的物理定位具有同种型和组织依赖性，这对于基因表达和 VSMC 兴奋性等不同的生理功能可能很重要。

第二信使 IP_3 可激活 IP_3R，IP_3 是由 PLC 水解磷脂酰肌醇 4，5-二磷酸产生的[23]。

事实上，许多内源性血管活性分子都可通过 Gq 偶联受体产生 IP_3，包括 ET-1、乙酰胆碱、去甲肾上腺素和血清素，从而刺激 VSMC 中的 IP_3R 活性。IP_3R 抑制可能对血管反应性有明显的影响。例如，在小鼠肠系膜动脉中，用异种海绵素 C（xestospongin C）抑制 IP_3R 不会影响肌源性张力，但确实抑制了苯肾上腺素诱导的血管收缩。VSMC 中的 IP_3R 活性可以通过 Ca^{2+} 浓度、管腔肌质网 Ca^{2+} 负载、ATP、蛋白激酶（如 PKA、PKG）、调节蛋白（如 RACK、FKBP12）、活性氧（ROS）和 pH 进行调节。

IP_3R 的激活可以产生多个 Ca^{2+} 信号，包括 Ca^{2+} 震荡和 Ca^{2+} 波，对 VSMC 功能具有重要意义。Ca^{2+} 震荡是由 IP_3R 簇产生的局部 Ca^{2+} 释放事件。研究发现，Ca^{2+} 震荡可以通过调节质膜离子通道活性来改变脑 VSMC 功能。因此，通过 IP_3R 的局部 Ca^{2+} 释放可促进 TRPM4 通道的开放，从而导致压力诱导的膜去极化和细胞收缩（见图 1-3）[13]。

此外，VSMC 受到电、机械和受体刺激，还可通过 IP_3R 或 RyR 释放 Ca^{2+}，进而导致细胞内 Ca^{2+} 浓度升高。在不同血管床的 VSMC 中，IP_3R 或 RyR 对自发或激动剂诱导的 Ca^{2+} 波似乎有所不同（见图 1-3）[13]。RyR 在脑 VSMC 的自发 Ca^{2+} 波生成和传播中发挥突出作用。相反，IP_3R 参与激动剂诱导的 Ca^{2+} 波，进而可能通过 Ca^{2+} 诱导的 Ca^{2+} 释放（Ca^{2+}-induced Ca^{2+} release，CICR）机制在 RyR 激活的情况下传播。

IP_3R 介导的 Ca^{2+} 波可调控激动剂诱导的 VSMC 收缩和肌原性反应。这种反应似乎涉及 Ca^{2+} 波频率的增加，进而增加全细胞 Ca^{2+} 浓度以激活收缩机制。有趣的是，最近的研究还揭示了 IP_3R 对 VSMC 兴奋性的重要作用，这与其介导内质网 Ca^{2+} 释放的能力无关。在生理性血管内压力下，PLC 通过激活 TRPC3 通道和 IP_3R 之间物理耦联的阳离子电流促进血管收缩。

IP_3R 介导的 Ca^{2+} 波还可调控压力诱导的血管收缩。研究表明，压力诱导的 PLCγ1 活性可通过 TRPC6 通道介导的 Ca^{2+} 流入导致 IP_3R 的激活。由此产生的局部 Ca^{2+} 浓度升高可激活邻近的 TRPM4 通道，使 VSMC 去极化并促进肌源性反应。整合素 αυβ3 参与激活 PLCγ1、IP_3 生成、IP_3R 激活和 Ca^{2+} 波产生。Ca^{2+} 波促进 MLC20 磷酸化和肌源性张力[24]。这两种 IP_3R 介导的肌质网 Ca^{2+} 释放依赖性机制均可以协同促进压力诱导的血管收缩的调节。IP_3R 激活会增加 BK_{Ca} 通道的 Ca^{2+} 敏感性，进而促进 BK_{Ca} 通道活性，代偿 IP_3R 介导的肌质网 Ca^{2+} 释放，改善激动剂诱导的血管收缩反应。

VSMC 的增殖似乎与 IP_3R 介导的 Ca^{2+} 释放密切相关,特别是 Ca^{2+} 波频率的增加。A7r5 细胞系中 IP_3R1 表达的降低抑制了 VSMC 的增殖。此外,IP_3R 介导的 Ca^{2+} 波对于 VSMC 从收缩状态到增殖状态的去分化是必要的。

IP_3R 介导的信号传导有助于血管病理学研究。例如,对 Ang II 诱导的高血压小鼠和 SHR 的肠系膜 VSMC 的研究发现,IP_3R1 的 mRNA 和蛋白质水平升高。这种表达的增加与 IP_3R 介导的 Ca^{2+} 释放的敏感性增强有关,进而导致血管收缩增强。TRPC3 通道表达增加及其和 IP_3R 之间的耦合,可导致高血压期间激动剂诱导的血管收缩反应增加,但 IP_3R 表达没有变化,并且这一过程不需要 IP_3R 介导的肌质网 Ca^{2+} 释放。VSMC 中受损的 IP_3R 表达、功能及其介导的 Ca^{2+} 信号可导致糖尿病和动脉粥样硬化期间的血管功能障碍。因此,IP_3R 介导的肌质网 Ca^{2+} 释放依赖性和非依赖性机制也可能导致病理条件下 VSMC 功能受损。

5. 线粒体 Ca^{2+} 通道

线粒体等细胞内细胞器是平滑肌内 Ca^{2+} 处理的重要参与者。线粒体具有 Ca^{2+} 转换的各种 Ca^{2+} 通道。线粒体钙离子单向转运蛋白(mitochondrial - calcium - uniporter,MCU)、线粒体 RyR、线粒体 Ca^{2+} 通道类型 2 和 H^+/Ca^{2+} 交换器等在线粒体 Ca^{2+} 流入中均发挥了重要作用。线粒体 Ca^{2+} 排出的通道包括线粒体 Na^+/Ca^{2+} 交换器、线粒体通透性转换孔和 H^+/Ca^{2+} 交换器。这些线粒体 Ca^{2+} 通道可能在 VSMC 中发挥生理相关作用,但尚未得到充分研究。

在 VSMC 中,线粒体似乎是一个相对稳定的细胞器,位于关键的细胞内区域。可通过 Ca^{2+} 高度选择性通道 MCU 在一个较大的浓度范围(0.2 ~10 μmol/L)内隔离胞质 Ca^{2+}。线粒体 Ca^{2+} 的缓冲能力取决于细胞器内大量的磷酸盐和由电子传递链复合物排出 H^+ 产生的电化学梯度。例如,定位于 VSMC 亚质膜区域的线粒体可以缓冲拉伸诱导的胞质 Ca^{2+} 升高,从而有利于细胞内 Ca^{2+} 稳态。此外,有证据表明,线粒体在 Ca^{2+} 通过 $Ca_V1.2$ 通道流入的初始阶段发挥的缓冲作用不大,而是影响 $Ca_V1.2$ 通道介导的 Ca^{2+} 信号的下降阶段。这种缓冲作用可以防止 VSMC 中 IP_3R 依赖的 Ca^{2+} 失活,从而允许 IP_3R 介导的 Ca^{2+} 振荡和 Ca^{2+} 波重复发生。

线粒体还可以通过产生 ROS 及对离子通道活性的调控来调节 VSMC 功能。例如,位于 IP_3R 附近的线粒体摄入 Ca^{2+},通过 Ca^{2+} 浓度的升高导致细胞器去极化,从而最终导致 ROS 生成增加和活化 B 细胞核因子 κB 轻链增强子(nuclear factor κ-light-chain-enhancer of activated B cells,NFκB)激活。作为转录调节剂的 NFκB 可以调节 $Ca_V1.2$ 通道的表达，从而影响动脉收缩。血管收缩剂 Ang Ⅱ 与 NADPH 氧化酶结合可产生 ROS 信号微区。这些微结构域可以通过相邻线粒体 ROS 诱导的 ROS 释放，以促进 PKC 的氧化激活，从而诱导局部 $Ca_V1.2$ 通道活性、增强 Ca^{2+} 流入和血管收缩。值得注意的是，体内这条通路的抑制可改善与高血压相关的血管功能障碍。线粒体衍生的 ROS 还可以调节 VSMC 中 RyR 和 BK_{Ca} 通道的活性，在某些条件下可能有助于血管舒张。因此，线粒体对 VSMC 功能具有明显的调节作用[25]。

6. 钾离子通道

膜电位是血管张力的主要决定因素，尤其是在对血压和器官血流起重要调控作用的阻力动脉中。去极化增加且超极化降低可影响血管平滑肌中电压依赖性钙通道的活性，进而导致细胞内钙和血管张力的变化。血管平滑肌的膜电位是由膜对几种离子的渗透性决定的，包括 K^+、Ca^{2+}、Na^+ 和 Cl^-。其他离子转运系统（Na^+/K^+ 泵、阴离子转运蛋白）也可以发挥作用。其中，钾通道可能在调节血管平滑肌膜电位方面发挥最突出的作用。钾电流的阻断可导致膜的去极化，使静息状态下的 VSMC 产生电活动。相反，钾通道的激活导致血管平滑肌中明显的超极化和张力抑制。

在正常生理条件下，VSMC 的静息膜电位在 $-60 \sim -40$mV，显著高于 K^+ 的平衡膜电位（-85mV），因此，当钾通道激活时，K^+ 内流，细胞膜超极化，引起血管收缩，从而影响血管张力，而血管张力决定血管阻力和血流量，与血压密切相关。当 VSMC 上的钾通道开放时，K^+ 外流，引起细胞膜电位超极化，关闭电压依赖钙通道，Ca^{2+} 内流减少，从而导致血管舒张；反之，VSMC 上的钾通道关闭时，K^+ 内流，引起细胞膜电位复极化，电压依赖钙通道开放，Ca^{2+} 内流增加，从而导致血管收缩。近年来，大量实验表明，高血压患者 VSMC 膜上的钾通道的数量和活性都会发生一定的变化。目前已知的 VSMC 上存在有 4 种类型的钾通道，它们分别是电压依赖性钾通道（K_V 通道）、内向整流性钾通道（Kir 通道）、ATP 敏感性钾通道（K_{ATP} 通道）及钙激活钾通道（K_{Ca} 通道）[26]。在血管平滑肌的每个细胞中含有 $100 \sim 500$ 个 K_{ATP} 通道或 Kir 通道，$1000 \sim 10000$ 个 K_V 通道或 K_{Ca} 通道。

（1）电压依赖性 K^+（K_V）通道

电压依赖性 K^+（K_V）通道，也称为延迟整流或瞬时外向电流钾通道。在多种不同血管（如冠状动脉、脑动脉、肾动脉、肠系膜动脉和肺动脉）分离的平

滑肌细胞中均发现 K_V 通道的表达。K_V 通道的活性可随膜的去极化而增加，但在大多数情况下，这些通道在去极化后会随着时间的推移而失活。因此，在给定膜电位下，K_V 通道的稳态活性将取决于活化和失活过程之间的平衡。

K_V 通道包含核心 α 亚单位和调节性 β 亚单位[27]，核心 α 亚单位又包含 4 个亚基，每个亚基含有 6 个 α 螺旋的疏水氨基酸片段（S1～S6），这 6 个氨基酸片段由亲水的氨基酸序列相连接，从而形成一个跨膜区，分别暴露在细胞膜的内外两侧。在跨膜区中的 S4 上带有电荷，是电压通道敏感器的重要组成部分。S4 亚基由 2 个基本的氨基酸（赖氨酸和精氨酸）组成。S5 和 S6 由长约 20 个氨基酸片段相连接，从而形成孔区，参与形成 K^+ 的透过。调节性 β 亚单位通过 C 末端，作用于核心 α 亚单位的 N 末端，来调节 α 亚单位的开放和生物合成。

膜片钳技术已经对血管 K_V 通道的特性进行了详细的表征。根据其电导可分为 5～7pS 的小电导通道和 55～70 pS 的中电导通道。药理学和生物物理研究表明，在 VSMC 中，可能存在不止一种 K_V 通道亚型。据报道，K_V 通道可被细胞内钙和镁抑制，并被细胞内 ATP 激活。

K_V 通道在控制细胞静息膜电位方面起着重要的作用，它在膜的去极化时开放，负反馈调节血管张力。VSMC 膜去极化，L 型钙通道开放，Ca^{2+} 内流，从而引起细胞收缩。而去极化同时也开放 K_V 通道，K^+ 外流，细胞膜复极化，恢复静息膜电位。研究发现，缺氧肺动脉收缩反应增强可能与 K_V 通道的抑制有关。其他血管收缩剂，如组胺 H1 受体的激活，可抑制冠状动脉平滑肌细胞中的 K_V 通道电流，说明受体介导的 K_V 通道抑制也是血管收缩的重要机制。此外，K_V 通道的抑制可能是肌源性阻力动脉血管内压力升高引起血管收缩的重要机制。

4-氨基吡啶（4-aminopyridine，4-AP）是 K_V 通道的特异性阻断剂。抑制常数（Ki）范围为 0.2～1.0mmol/L。高浓度的四乙铵（tetraethylammonium，TEA；>10 mmol/L）和 Ba^{2+}（>1 mmol/L）也可抑制血管平滑肌中的 K_V 通道。

（2）钙激活的 K^+ 通道（K_{Ca} 通道）

钙激活的 K^+ 通道（K_{Ca} 通道）几乎在所有可兴奋组织中表达。与 K_V 通道一样，血管 K_{Ca} 通道也具有电压依赖性，并由膜去极化激活。K_{Ca} 通道也可被细胞内 Ca^{2+} 浓度的升高激活。部分内源性血管舒张因子可能通过激活 K_{Ca} 通道起作用。K_{Ca} 通道阻滞剂可抑制腺苷诱导的体外大鼠冠状动脉舒张。这一发现与 PKA 可以激活冠状动脉 K_{Ca} 通道的观察结果一致。这可能是内皮衍生的血管扩张剂 NO 通过激活蛋白激酶 G（protein kinase G，PKG）引起动脉血管舒张的重要机制。NO 也可能直接激活主动脉平滑肌中的 K_{Ca} 通道。许多血管收缩剂使血管平滑肌去极化，这种反应的一种可能机制是抑制 K_{Ca} 通道。事实上，Ang Ⅱ 和血栓素 A_2（thromboxane A_2，TXA_2）激动剂 U46619 确实会抑制冠状动脉平滑肌的 K_{Ca} 通道。

已在各种组织中鉴定出不同电导值的 K_{Ca} 通道：大电导（150～300pS）、中电导（50～150 pS）和小电导（10～50 pS）K_{Ca} 通道[28]。在血管平滑肌上主要存在的是大电导钙激活 K^+ 通道（large-conductance Ca^{2+}-activated K^+ channel，BK_{Ca} 通道）。BK_{Ca} 通道由两个膜亚基组成，分别是形成孔道的 α 亚单位和起调节作用的 β 亚单位。α 亚单位有两个结构域，核心区域以及羧基末端结构区域，分别被称为核心结构域和尾结构域[29]。核心结构域 S0～S6 与 Kv 中的 α 亚单位的疏水性氨基酸片段有明显的同源性，其中 S4 为电压感受器，S5 和 S6 之间是高度保守的孔区，S0 的 N 末端可以通过连接膜外 β 亚单位的 C 末端，与 β 亚单位相结合，是 β 亚单位调节的关键部位，同时也是 Ca^{2+} 结合的敏感部位。

BK_{Ca} 通道是 VSMC 上分布最广泛的一种钾通道，其开放受细胞内的 Ca^{2+} 浓度调控，随膜的去极化和细胞内 Ca^{2+} 浓度（100～600 nmol/L）的生理范围内升高而呈指数增加。当细胞内 Ca^{2+} 浓度升高时，BK_{Ca} 通道被激活；它同时也受电压的调控，即在细胞内 Ca^{2+} 浓度恒定时，BK_{Ca} 通道随电压的升高而开放的概率增加。在血管平滑肌中，BK_{Ca} 通道的作用广泛，它不止参与调节 VSMC 的静息膜电位，作为一种负反馈机制引起血管舒张和细胞膜电位超极化，并且在阻力血管的肌源性调节及肌紧张的反馈调节中起着非常重要的作用。当血管内压力升高时，引起 VSMC 膜去极化，胞外 Ca^{2+} 内流，细胞内 Ca^{2+} 浓度升高，BK_{Ca} 通道被激活，K^+ 外流，引起细胞膜超极化，K_V 通道关闭，Ca^{2+} 内流减少，细胞内 Ca^{2+} 浓度降低，从而导致血管舒张，负反馈调节血管张力。

血管平滑肌中的 BK_{Ca} 通道可被多种药物阻断，包括外部 TEA 和从蝎毒中提取的卡律（布德）蝎毒素（charybdotoxin）和伊比（利亚）蝎毒素（iberiotoxin）。1 mmol/L 及以下浓度的 TEA 是 BK_{Ca} 通道的相对选择性阻滞剂。charybdotoxin 和 iberiotoxin 是高选择性 K_{Ca} 通道阻滞剂，但 charybdotoxin 对某些尚未在血管平滑肌中鉴定的 K^+ 通道也具有抑制作用。BK_{Ca} 通道的特异性开放剂是 NS1619。

（3）**内向整流钾通道**（Kir 通道）

分子生物学研究发现，Kir 通道蛋白属于内向整流通道基因家族，其亚家族包括 Kir1.0～Kir6.0。在动脉血管平滑肌上，存在的是 Kir2.0 和 Kir6.0。在利用 RNA 的 RT-PCR 的方法研究中发现，在大鼠的冠状动脉、肠系膜动脉及大脑基底动脉的平滑肌细胞上，Kir 通道是由 Kir2.1 编码的，只有在 Kir2.1 表达时，Kir 电流才能产生。Kubo 等利用基因克隆的方法研究发现，功能型 Kir 通道的分子结构是由 α 亚单位的四聚体组成的，而每个 α 亚单位都有 2 个疏水性的跨膜基团，分别是 M1 和 M2，这两个跨膜基团由 H5 连接。Kir 通道的孔道结构与 K_V 通道非常类似，但是 Kir 通道没有 S4 样结构，因此，Kir 通道虽然具有一定的电压依赖性门控特性，但是与 K_V 通道已经有所不同，其通常引起的是向外的超极化电流。

Kir 通道的电流特点是，在细胞膜超极化时，表现为单纯的 K^+ 内流，在静息膜电位附近为其翻转电位，当细胞膜去极化程度较低时，约为 $-50mV$ 时，K^+ 外流，若细胞膜进一步去极化，K^+ 外流减少或者消失。但是由于细胞内的 Mg^{2+} 和多胺的存在阻断了 Kir 通道，K^+ 的外向电流很小。因此，Kir 通道在动脉 VSMC 上主要有两大生理作用：一是参与维持细胞膜静息膜电位；二是调节血管紧张度及在细胞外 K^+ 浓度升高时引起的血管舒张[30]。Ba^{2+} 是 Kir 通道的特异性阻断剂。

（4）ATP 敏感性钾通道（K_{ATP} 通道）

分子生物学研究显示，K_{ATP} 通道是一种异源性多聚体，它由 ABC 结合蛋白家族成员磺酰脲类受体（sulfonylurea receptor，SUR）亚家族亚基与 Kir 亚基组成。其中，SUR 亚单位的胞质面有多个跨膜区和 2 个核苷酸结合折叠区（nucleotide-binding fold，NBF）[31]。根据组织分布和 mRNA 表达研究结果，SUR 可分为 SUR1 和 SUR2（SUR2A、SUR2B、SUR2C）两种亚型。先克隆出来的是 SUR1 亚基，随后 SUR2A 和 SUR2B 也分别被克隆出来。一般存在于血管平滑肌上的是 SUR2B。在大鼠中，SUR2B 含有 9 个跨膜区（transmembrate domain，TMD；共 17 个疏水性跨膜片段），2 个核苷酸结合区（nucleotide binding domain，NBD），3 个 N 端糖基化位点，2 个 PKA 催化的磷酸化位点和 20 个 PKC 催化的磷酸化位点。功能性的 K_{ATP} 通道包括 4 个 Kir6 亚基和 4 个 SUR 亚基，Kir 亚基包括 2 个跨膜螺旋、1 个孔道环及胞内的 C 末端和 N 末端，构成了 K_{ATP} 通道的孔道。其中，跨膜螺旋区的侧端有一个含-Gly-Phe-Gly-（或-Glyb-Tyr-Gly-）序列的片段，该片段与 K^+ 选择性通道所共有。

K_{ATP} 通道的标志是其活性可被 ATP 抑制，受细胞内 ATP 和 ADP 浓度比调节[32]。ATP 是通道的内源性抑制剂，胞内 ATP 对 K_{ATP} 通道具有双向调节作用，K_{ATP} 通道在开放状态下，ATP 发挥配基作用，抑制通道开放。而通道在开放状态下，ATP 与 Mg^{2+} 结合，恢复通道开放，而在无 Mg^{2+} 的情况下，ATP 限制通道的开放时间。Nelson 等利用 K_{ATP} 通道阻断剂格列本脲（glibenclamide）灌流大鼠肠系膜平滑肌细胞发现，K_{ATP} 通道在调节静息膜电位和血管紧张性方面起着重要作用。然而，Brayden 等研究发现，glibenclamide 不能引起脑动脉的收缩。研究发现，吡那地尔（pinacidil）对 K_{ATP} 通道具有开放作用，是 K_{ATP} 通道的特异性开放剂。

（二）内皮细胞对血管张力的调控作用

内皮细胞覆盖了整个血管树，从心脏到最小的毛细血管，构成所有血管的内表面，单层纵向排列，与血流方向一致，在管腔中的血液与周围组织之间形成屏障。细胞间仅有 $10\sim20$ nm 缝隙，紧密连接。胞质中含有丰富的吞饮小泡，可进行物质的双向转运。血管内皮细胞内含有特有的怀布尔-帕拉德（Weibel-palade，W-P）小体，可合成、储存 Ⅷ 因子相关抗原，对于维持止血至关重要。除了维持血液凝固和血管生成的功能外，内皮还可调节电解质、大分子物质和血管内外空间之间的液体转移。内皮细胞可合成重要的血管活性物质，包括前列环素、NO 和血管收缩性 ET-1，通过内皮依赖性超极化对血压和血管张力进行调控。

ET-1、Ang Ⅱ、TXA_2 和 ROS 等分子被统称为内皮源性收缩因子，而 NO 和前列腺细胞周期素是已知的作为内皮衍生的舒张因子。在健康的内皮组织中，内皮源性舒张因子（endothelium-derived relaxing factor，EDRF）和内皮源性收缩因子（endothelium-derived contracting factor，EDCF）之间维持动态平衡。

1. 一氧化氮（NO）

（1）血管 NO 的来源

内皮衍生的 NO，是已知的最强大的血管舒张因子之一，可激活可溶性鸟苷酸环化酶（soluble guanylate cyclase，sGC）[33]。sGC 可将 GTP 转化为环 GMP，后者激活 PKG，导致细胞内 Ca^{2+} 浓度降低。NO 还可通过激活内质网钙 ATP 酶影响细胞活性，从而降低细胞内 Ca^{2+} 浓度并导致平滑肌舒张。此外，NO 还可抑制炎症因子、血管细胞增殖、血小板黏附和组织因子的释放。

NO 是由 L-精氨酸（L-Arginine，L-Arg）通过一氧化氮合酶（nitric oxide synthase，NOS）催化产生的。NOS 具有 3 个亚型，包括神经元 NOS（neuronal NOS，nNOS/NOS-1）、细胞因子诱导型 NOS（inducible NOS，iNOS/NOS-2）和内皮型 NOS（endothelial NOS，eNOS/NOS-3）。NOS 敲除小鼠出现内皮依赖性舒

张功能损伤，主要表现为内皮依赖性超极化反应减弱，预期寿命缩短，心血管疾病如高血压、心脏肥大、舒张性心力衰竭、动脉硬化和心肌梗死的患病风险增加[34]。NOS 是由两个同源单体组成的二聚体，其中，C 端为还原酶结构域，包括黄素单核苷酸（flavin mononucleotide，FMN）、黄素腺嘌呤二核苷酸（flavin adenine dinucleotide，FAD）结合位点和还原型烟酰胺腺嘌呤二核苷酸磷酸（nicotinamide adenine dinucleotide phosphate，NADPH）；N 端为氧化酶结构域，由 L-Arg、四氢生物蝶呤（tetrahydrobiopterin，BH4）、游离氧（O_2^-）和亚铁红血素集团组成。NOS 催化 L-Arg 产生 NO 的过程需要各种辅助因子的存在，包括 BH4、FAD、FMN、CaM 和铁血红素。NOS 催化活性的激活需要形成二聚体（图 1-4），由黄素酶将 C 端的电子转移到 N 端，结合 BH4 和底物 L-Arg，进而催化 NO 产生。氧化应激状态下，NOS 解耦联，其单体产生 O_2^- 而不是 NO^-。与 NOS 的蛋白质本身表达相比，其耦联状态对 NO 的产生更为重要。

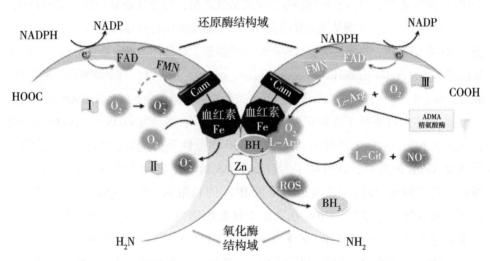

注：Ⅰ. 作为单体，NOS 产生 O_2^- 而不是 NO^-。Ⅱ. 即使是同型二聚体，当 L-精氨酸（L-Arg）的有效浓度低于酶饱和所需的水平时，也会产生大量的 O_2^-。Ⅲ. 当足够的 L-Arg 和 BH4 结合到耦联的 NOS 上时，NADPH 提供的电子流通过 FAD、FMN、CaM 和铁原卟啉Ⅸ（Haeme Fe），最终产生 NO。BH4 对于 NOS 耦联至关重要，ROS 可将 BH4 氧化为 BH3 自由基，导致 NOS 解耦联。内源性竞争性抑制剂不对称二甲基精氨酸（ADMA）和精氨酸酶都可以减少 L-Arg 与 NOS 的结合，从而减少 NO 的产生。

图 1-4　NOS 的同源二聚体[9]

nNOS 在中枢和外周神经系统、心脏、骨骼肌细胞、平滑肌及内皮细胞中均有表达。nNOS 在神经系统中产生的 NO 与调节神经元兴奋性、突触可塑性、记忆和学习过程有关。此外，nNOS 产生的 NO 还可调节神经递质的释放，如乙酰胆碱、组胺和血清素。nNOS 的选择性抑制剂 S-甲基-l-硫代瓜氨酸（S-methyl-l-thioc-itrulline，SMTC），可降低正常人前臂和冠状动脉循环中的基础血流量，而不会影响由乙酰胆碱或剪切应力引起的 eNOS 介导的血管舒张。体外实验数据表明，nNOS 衍生的 NO 可独立于中枢神经系统而发挥局部调节血管张力的作用。SMTC 在大鼠肾脏中可通过选择性抑制 nNOS，引起传入和传出小动脉血管收缩，但对内皮依赖性血管舒张剂乙酰胆碱的血管舒张作用没有影响。乙烯基-LN-5-（1-亚氨基-3-丁烯基）-l-鸟氨酸，即 nNOS 的另一种选择性抑制剂，可引起动脉血管收缩，增加局部去甲肾上腺素浓度。nNOS 还参与大鼠皮肤微血管系统中的神经源性血管舒张。nNOS 在 SHR 的动脉平滑肌细胞中出现异常表达，可被 Ang Ⅱ 刺激而激活。急性缺氧会增加 nNOS 表达，但由于底物剥夺会使其活性降低，而慢性缺氧会诱导 nNOS 的合成和活性增加，从而减弱缺氧诱导的血管收缩。血管损伤会诱导内膜和中层平滑肌细胞中 nNOS 的表达，选择性抑制这种亚型会增强血管对各种血管收缩剂的反应，抑制环磷酸鸟苷（cyclic guanosine monophosphate，cGMP）的产生，并加剧新内膜的形成。此外，Ang Ⅱ、血小板衍生生长因子或他汀类药物的刺激也会上调血管 nNOS 的表达。

iNOS 在生理条件下含量较少，并且对 Ca^{2+} 不敏感。当 iNOS 受到刺激时，会持续产生 NO。iNOS 的诱导主要发生在感染和慢性炎症期间。iNOS 启动子的激活需要 NFκB 的激活，这解释了为什么 iNOS 的表达具有炎症的特征。据报道，炎症引起的内皮 iNOS 产生可通过降低 BH4 的利用率，限制 eNOS 的催化活性，进而导致血管功能障碍。iNOS 在暴露于促炎细胞因子后会在 VSMC 中表达，这可能是感染性休克中低血压、心脏抑制和血管反应性降低的主要原因。

eNOS 是调节血管功能的主要亚型[35]。eNOS 的活性和 NO 的产生可以通过钙依赖和非依赖的方式受到剪切应力、乙酰胆碱、缓激肽和组胺的调控（图 1-5）[36]。一方面，乙酰胆碱、缓激肽和组胺可与内皮细胞膜上的特定受体结合并引起细胞内 Ca^{2+} 浓度的增加，进而与 CaM 结合，激活 eNOS 的钙调素结合位点，促进 C 端电子向 N 端转移，进而产生 NO。另一方面，以钙非依赖性方式，通过磷酸化激活 eNOS。磷酸化是一种翻译后修饰，可通过激酶向 eNOS 添加一个磷酸基团（PO_4^{3-}），磷酸盐依次被磷酸酶去除。磷酸化会改变 eNOS 的活性，不同的磷酸化位点可能会产生相反的效果。其中，Thr495 是抑制位点，Ser635 和 Ser1179 是激活位点。PKA 和蛋白激酶 B（protein kinase B，Akt/PKB）接受各种刺激，通过磷酸化 Ser1177 激活 eNOS。过氧化氢和缓激肽可通过提高 Ser1177 磷酸化和 Thr495 去磷酸化激活 eNOS 以产生 NO。血流动力学剪切应力和 17β-雌二醇主要通过这种钙非依赖性途径介导 NO 释放增加。其中，剪切应力以 PKA 依赖性方式诱导 eNOS 在 Ser1179 和 Ser635 处磷酸化。此外，葛根素可通过 Akt 依赖方式诱导 eNOS 磷酸化，进而调节血管张力。

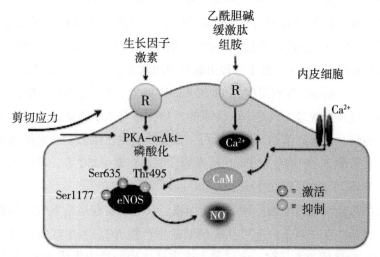

注：一方面，乙酰胆碱、缓激肽、组胺等激动剂作用于内皮细胞膜上的特异性受体（R），使细胞内 Ca²⁺ 浓度升高，Ca²⁺ 与 CaM 结合，引起 CaM 的活化，进而激活 eNOS 催化生成 NO。另一方面，通过酶的翻译后修饰，包括 NOS 的磷酸化和磷酸酶的去磷酸化调控 eNOS 活性。血流动力学剪切应力和激素对 eNOS 的调控主要通过这种不依赖于钙的途径介导。

图 1-5　内皮型一氧化氮合酶的钙依赖性或非依赖性方式激活[9]

eNOS 的内源性竞争抑制剂称为不对称二甲基精氨酸（asymmetric dimethyl-arginine，ADMA）。eNOS 的抑制与血浆 ADMA 水平相关，而血浆 ADMA 水平与内皮依赖性血管舒张呈负相关。血液剪切应力的急性和慢性升高均会上调 eNOS 的表达和活性，从而上调内皮源性舒张因子 EDRF/NO 的释放。Ang Ⅱ通过与其受体结合产生缓激肽，刺激 eNOS，从而增加 NO 的形成。此外，NO 代谢产物是亚硝酸盐和硝酸盐，可充当 NO 的储存库。在某些条件下，黄嘌呤氧化还原酶、线粒体细胞色素氧化酶、醛脱氢酶 2 和细胞色素 P450 还原酶等，均可催化亚硝酸盐或硝酸盐还原为 NO。

S-亚硝基硫醇，如 S-亚硝基血红蛋白和 S-亚硝基谷胱甘肽，不仅可作为 NO 的下游调节蛋白质，还可以作为 NO 的来源。在内皮细胞中，S-亚硝基硫醇可由外源性 S-亚硝基硫醇供体，即 S-亚硝基谷胱甘肽，或 eNOS 产生的内源性 NO 形成。此外，在多蛋白复合物中，NO 基团可以从供体 S-亚硝基化蛋白质转移到受体 S-亚硝基化底物[37]。这些 S-亚硝基蛋白的半衰期约为 1h，主要存在于内皮细胞的线粒体及其周围区室中。血浆中也存在 S-亚硝基白蛋白，其水平与 NOS 活性呈正相关。因此，NOS 抑制可导致 S-亚硝基白蛋白减少，但低分子量 S-亚硝基硫醇（如 S-亚硝基谷胱甘肽）增加。S-亚硝基谷胱甘肽可以将其 NO 基团转移到血红蛋白的活性硫醇上，由此产生的 S-亚硝基血红蛋白可以将 NO 基团转移到红细胞膜相关蛋白上，整个过程由血液中的氧含量调控。在过渡金属离子螯合剂存在下，S-亚硝基硫醇在温度为 37 ℃ 和 pH 值为 7.4 下是稳定的化合物。

亚硝酸盐和硝酸盐不仅是 NO 代谢的产物，也是 NO 的储存库。在某些条件下，不同的酶，如血红蛋白、肌红蛋白、黄嘌呤氧化还原酶、线粒体细胞色素氧化酶、醛脱氢酶 2、细胞色素 P450 还原酶、细胞色素 P450 等，可催化亚硝酸盐或硝酸盐的还原反应，进而生成 NO。

血红蛋白是红细胞中的一种含铁蛋白质，具有携带和运输氧气的功能。它是一种氧传感器，在缺氧条件下可从亚硝酸盐中产生 NO。当血红蛋白氧饱和度在 40%～60%，pH 值为 6.4 时，会以最大速率从亚硝酸盐中生成 NO。肌红蛋白也是一种存在于肌细胞中的铁和氧结合蛋白。脱氧肌红蛋白在体外也可将亚硝酸盐还原为 NO，其速度比脱氧血红蛋白快 36 倍。作为氧传感器，血红蛋白和肌红蛋白在缺氧时可从 NO 清除转变为 NO 生成，通过对氧浓度降低的感知，释放 NO 诱导血管舒张，进而增加缺氧组织的血液供应[38]。黄嘌呤氧化还原酶也可将缺氧组织中的硝酸盐和亚硝酸盐转化为 NO，这种机制可以防止缺血再灌注损伤。同样，线粒体细胞色素 C 氧化酶在缺氧条件下可催化线粒体中的亚硝酸盐产生 NO，这种 NO 生成可随着 pH 值的降低而增加。黄嘌呤氧化还原酶和线粒体细胞色素 C 氧化酶产生的 NO 可能对于缺血组织中血液的重新分配非常重要。相比之下，醛脱氢酶 2 可在常氧条件下有效地将有机硝酸盐化合物，如硝酸甘油，转化为 NO。胞质和线粒体中的醛脱氢酶 2 均可催化外源性硝酸甘油的生物活化，然而，该酶的内源性底物尚未确定。

细胞色素 P450 还原酶（CPR）和细胞色素 P450 分别通过还原硝酸盐和亚硝酸盐诱导 NO 释放。硝酸盐可通过细胞色素 P450 还原酶转化为 NO，是 NOS 非依赖性 NO 生成的另一种内皮来源，仅存在于 SHR 的动脉中，而不存在于血压正常的 Wistar-Kyoto（WKY）大鼠动脉中（图 1-6）。事实上，在 NOS 和环氧合酶抑制剂存在的情况下，相比去内皮主动脉，SHR 内皮完整的主动脉环对去氧肾上腺素和前列腺素 E_2 的收缩反应显著降低。当下游 NO 信号通路通过 NO 清除剂和 sGC 抑制剂被抑制时，这种内皮依赖性收缩抑制可被消除。相比 18 周龄 SHR，这种内皮依赖性而 eNOS 非依赖性收缩抑制在 36 周龄 SHR 的血管中更显著，因此表明 NOS 非依赖性 NO 释放在动脉血压的慢性升高中发挥了重要作用。然而，在环氧合酶未受抑制的情况下，内皮依赖性、NOS 非依赖性 NO 生成可被 ROS 掩盖，这与氧化应激在高血压的内皮功能障碍中起重要作用的观点相一致。内皮依赖性、细胞色素 P450 还原酶介导的 NO 释放可作为一种补偿机制，在内皮功能障碍期间恢复 NO 利用率。事实上，NO 的典型来源（eNOS）产生不足是高血压相关的内皮功能障碍的重要特征[39]。

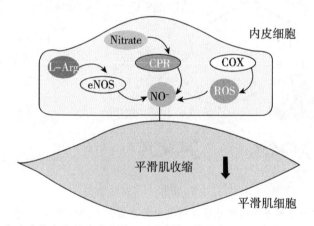

注：CPR 催化硝酸盐产生的内皮源性 NO 是 SHR 动脉中 eNOS 产生的 NO 的补充，进而减弱血管对激动剂的收缩反应。然而，ROS 可显著消除 NO 的产生，从而恢复收缩。

图 1-6　细胞色素 P450 还原酶催化硝酸盐产生 NO[9]

（2）NO 对血管张力的调控

内皮源性 NO 是一种强大的血管舒张因子，可刺激 VSMC 中的 sGC 以诱导 cGMP 的形成[40]。cGMP 激活 PKG，促进细胞质 Ca^{2+} 再摄取进入肌浆网，将 Ca^{2+} 排出细胞，并打开钙激活 K^+ 通道。细胞内 Ca^{2+} 浓度降低，MLCK 解除肌球蛋白磷酸化，进而引起平滑肌细胞舒张（图 1-7）。此外，NO 还可独立于 sGC 激活而引起平滑肌细胞舒张。NO 可刺激肌质网钙 ATP 酶（sarco/endoplasmic reticulum calcium ATPase，SERCA），降低细胞内 Ca^{2+} 浓度，并使平滑肌舒张。NO 衍生的过氧亚硝酸盐（ONOO-）可以通过 S-亚硝基谷胱甘肽直接增强 SERCA 活性（图 1-7）。在电子受体存在下，NO 与半胱氨酸硫醇反应形成 S-亚硝基化蛋白质。S-亚硝基化对血管平滑肌的张力调控特别重要，它可调节 GPCR 的表达和功能，进而在血管张力的调节中发挥重要作用。例如，NO 和 S-亚硝基硫醇调节 GPCR 激酶 2（GPCR kinase 2，GRK2）的活性，可磷酸化 β 肾上腺素受体并诱导受体脱敏和内化，以减少 G 蛋白信号传导。因此，NO 和 S-亚硝基硫醇通过 S-亚硝基化 GRK2，减弱 GRK2 介导的 β 肾上腺素受体磷酸化、受体脱敏和内化，抑制体内 β 肾上

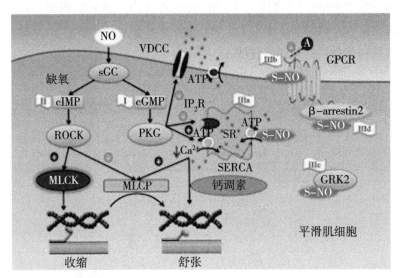

注：NO 可通过 3 种不同的信号通路调节血管张力。Ⅰ. NO 刺激 VSMC 中的 sGC 以诱导 cGMP 的形成。cGMP 激活 PKG，从而防止 Ca^{2+} 从电压依赖性钙通道（VDCC）流入，同时通过 IP_3R 介导 Ca^{2+} 释放。PKG 还作用于 SERCA，以促进细胞质 Ca^{2+} 再摄取进入肌质网（SR）。细胞内 Ca^{2+} 浓度降低，CaM 失活，使 MLCK 失活。此外，Ca^{2+} 耗竭还会增加 MLCP 的活性。肌动蛋白—肌球蛋白横桥被破坏，进而引起平滑肌细胞舒张。Ⅱ. 在缺氧条件下，sGC 产生肌苷环 3′，5′-单磷酸（cIMP）而不是 cGMP，激活 RhoA-Rho 相关蛋白激酶（ROCK）并抑制 MLCP，导致 VSMC 收缩。Ⅲ. 被 NO 亚硝基化的蛋白质。Ⅲa：S-亚硝基化会增加 SERCA 的活性，从而加速 Ca^{2+} 的消耗并诱导血管舒张。Ⅲb：GPCR 可以被 NO 直接 S-亚硝基化，抑制配体与受体的结合或 G 蛋白偶联。Ⅲc：GRK2 的 S-亚硝基化可防止 β-肾上腺素受体的脱敏和内化。Ⅲd：β 抑制蛋白 2（β-arrestin2）的 S-亚硝基化增加受体内化。

图 1-7　NO 对血管张力的调节[9]

腺素能信号的失活。在心脏中，β_1 和 β_2 肾上腺素受体的激活会增加心率和心房肌收缩力。相比之下，血管中这些受体的激活会引起血管舒张。GPCR 也可以通过 NO 供体直接进行 S-亚硝基化。毒蕈碱或缓激肽受体的这种 S-亚硝基化破坏了它们与 G 蛋白的偶联。同样，S-亚硝基谷胱甘肽抑制 α_1 肾上腺素受体介导的血管收缩。此外，AT1 受体的半胱氨酸 289 的 S-亚硝基化降低了其对 Ang II 的结合亲和力。细胞质 β-抑制蛋白与配体激活和 GRK 磷酸化 GPCR 的结合在空间上阻碍了 G 蛋白与激活的 GPCR 的相互作用，导致 GPCR 信号终止。此外，β-抑制蛋白 2 可以通过内源性 NO 和 S-亚硝基谷胱甘肽在半胱氨酸 410 上进行 S-亚硝基化，促进 β-抑制蛋白 2 与网格蛋白重链/β 适应蛋白的结合，从而加速受体内化。

2. 前列环素

前列环素（prostaglandin I_2，PGI_2）也是一种血管舒张因子。与 NO 类似，它可抑制血小板活化并起到有效的血管舒张作用[41]。PGI_2 由内皮细胞释放，并通过涉及内皮细胞和血小板上的 GPCR 的旁分泌信号发挥功能。PGI_2 与内皮前列环素受体结合并提高细胞质中的 cAMP 水平。cAMP 激活 PKA，促进 MLCK 的去磷酸化，进而抑制 MLCK 活性，引起血管平滑肌舒张。此外，PGI_2 还具有抗增殖、抗血栓形成、抗炎和抗有丝分裂等作用。此外，血管内皮中产生的前列腺素（如 PGD_2 和 PGF_2），也可调节细胞内 Ca^{2+} 浓度，从而引起血管收缩（图 1-8）。

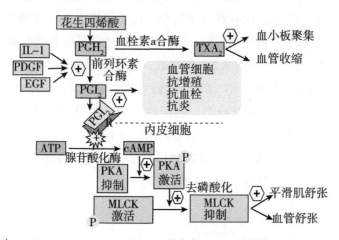

注：血栓素 A_2（thromboxane A_2，TXA_2）具有与 PGI_2 不同的相互作用。IL-1：白细胞介素-1；PDGF：血小板衍生生长因子；EGF：表皮生长因子；R：PGI_2 受体。

图 1-8　前列腺素和血栓素形成前列环素途径[42]

3. 内皮衍生的超极化因子

PGI_2 和 NO 可以被认为是一种内皮衍生的超极化物质。此外，花生四烯酸衍生物、环氧二十碳三烯酸、过氧化氢、C 型利钠肽等，已作为内皮源性超极化因子（endothelium-derived hyperpolarizing factor，EDHF）被用于临床研究和治疗。EDHF 被认为是在内皮中产生或合成，并从内皮释放的物质或电信号。它的功能是使 VSMC 超极化，进而引起血管舒张。EDHF 能够激活离子通道，并启动平滑肌超极化和舒张。钙激活的 K^+ 通道由 VSMC 中的 EDHF 激活。EDHF 对小动脉的影响最大，对于调节器官血流、外周血管阻力和血压非常重要，特别是当 NO 的产生受到抑制时。

4. 内皮素

内皮素（endothelin，ET）是有效的血管收缩因子，在血管稳态中起关键作用（图 1-9）。目前已鉴定了三种类型的 ET，其中血管内皮细胞中仅表达 ET-1。ET-1 是由 39 个氨基酸的前体合成的 21 个氨基酸的肽，称为前内皮素原。活性内皮素分子是通过位于内皮细胞膜上的内皮素转化酶（endothelin converting enzyme，ECE）的作用催化产生的。ET-1 受体有两种基本类型：ET_A 和 ET_B。这两种受体都与 G 蛋白偶联并生成 IP_3[43]。在血管中，ET_A 受体在正常条件下占主导地位。ET-1 通过与 VSMC 上的 ET_A 受体结合，激活 L 型 Ca^{2+} 通道，从而引起血管收缩。除了在平滑肌上同时存在 ET_A 和 ET_B 受体外，在内皮细胞中也发现了 ET_B 受体，在血管张力的调控下，ET、NO 和 PGI_2 之间可能会发生串扰。当 ET-1 与内皮 ET_B 受体结合时，会刺激 NO 的形成，在没有平滑肌内皮素受体刺激的情况下，NO 会导致血管舒张。ET 也可对细胞生长、胚胎发育、肾功能、神经生理功能（如疼痛信号）、心血管稳态、癌细胞生长、内分泌功能、炎症、肺功能（如支气管收缩）和生殖系统功能起调控作用。ET-1 的产生和释放受到 Ang Ⅱ、抗利尿激素、凝血酶、细胞因子、ROS 和作用于血管内皮的剪切力的影响。ET-1 的释放受到 PGI_2、心房利钠肽和 NO 的抑制。

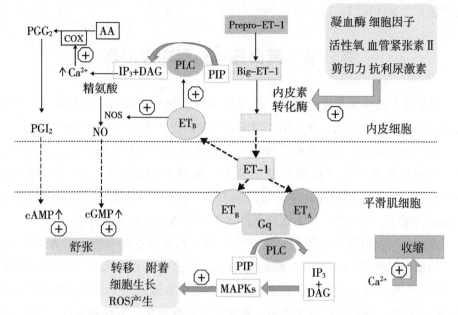

注：PLC：磷脂酶 C；PIP：磷脂酰肌醇二磷酸；IP$_3$：1，4，5-三磷酸肌醇；DAG：二酰甘油；MAPK：丝裂原活化激酶；AAA：花生四烯酸；PGG$_2$：前列腺 G$_2$；PGI$_2$：前列环素。

图 1-9　内皮素作用机制[42]

5. 血管紧张素 II

Ang II 可通过影响平滑肌中的许多细胞事件，引起动脉壁的结构变化和血管收缩。在内皮细胞中已确定的 Ang II 受体有两种。Ang II-1 型受体（AT1）主要参与 VSMC 的收缩。AT1 受体抑制剂可增加 NO 和前列腺素的释放，而 Ang II-2 型受体（AT2）激活内皮舒张[44]。

6. 血栓素

TXA$_2$是类花生酸脂质家族的成员。TXA$_2$由前列腺素 H2 通过血栓素-A 合酶生成。TXA$_2$通过与 G 蛋白偶联的血栓素受体结合而发挥作用。TXA$_2$是一种血管收缩剂，可促进血小板聚集。因此，TXA$_2$显示出与 PGI$_2$相反的作用[45]。

7. 腺苷

血管内皮细胞通过激活嘌呤能受体（P$_2$）受体释放腺苷以引起血管舒张。腺苷的释放与局部氧张力有关。此外，腺苷代谢物在局部血管调节和血压生理调控中发挥重要作用[46]。

第二节 高血压与血管功能损伤

高血压是许多常见慢性病的主要危险因素，如心力衰竭、心肌梗死、卒中、血管性痴呆和慢性肾病。血管阻力增加是导致高血压进展的主要病理生理机制之一，这在很大程度上是由于血管收缩增强和动脉重塑引起血管直径减小造成的。这一过程受各系统相互作用的复杂调节，如肾素-血管紧张素-醛固酮系统（renin-angiotensin-aldosterone system，RAAS）、交感神经系统（sympathetic nervous system，SNS）、免疫激活和氧化应激，这些系统均会影响血管功能。

高血压与以内皮功能障碍、血管收缩增加和动脉重塑为特征的血管变化有关。构成血管壁结构的 VSMC 和内皮细胞，在这些过程中发挥了重要的作用。RAAS 的激活、氧化应激、交感神经系统激活、血流动力学变化和机械力刺激 VSMC 信号等，均可促进血管收缩、血管肥大、纤维化、炎症和钙化，这些过程是高血压血管功能、结构和机械变化的基础。

一、动脉血压的调控

动脉血压是指动脉血管内血液对血管壁的压强。循环系统内足够的血液充盈和心脏射血是形成动脉血压的其中两个基本因素，而另一个因素是外周阻力，主要是指小动脉和微动脉对血流的阻力。另外，动脉管壁的顺应性也能影响动脉血压[3]。由于小动脉和微动脉处有较高的阻力，而主动脉和大动脉有较高的顺应性，左心室每次收缩所射出的血量，在心缩期内大约只有 1/3 进入毛细血管和静脉，其余 2/3 被暂时储存在动脉系统，主要是主动脉和大动脉内，因此，主动脉和大动脉内容纳的血量增多，动脉血压也就随之升高。因动脉系统内血量增多而使动脉血压升高的数值，取决于动脉的顺应性。

动脉血压的高低主要取决于心输出量和外周阻力，因此，凡是能影响心输出量和外周阻力的各种因素，都能影响动脉血压。心输出量=心脏每搏输出量×心率。如果每搏输出量增大，心缩期射入主动脉的血量增多，假定在这段时间内流出动脉系统的血量不变，则心缩期中主动脉和大动脉内增加的血量就更多，故收缩期动脉血压的升高幅度更大；如果心率加快，而每搏输出量和外周阻力都不变，则由于心缩期缩短，在心缩期内流出动脉系统的血量就减少，故心缩期末主动脉内存留的血量增多，舒张压比心率加快前高；如果心输出量不变而外周阻力加大，则心舒期内血液流入毛细血管和静脉的速度减慢，心舒期末内留在主动脉内的血量增多，舒张压升高；外周阻力的改变，主要是由于骨骼肌和腹腔器官阻力血管口径的改变引起的。另外，由于主动脉和大动脉的弹性贮器作用，动脉血压的波动幅度明显小于心室内压的波动幅度[47]。老年人的动脉管壁硬化，顺应性变小，大动脉的弹性贮器作用减弱，脉压增大。

如上所述，血管舒缩功能在动脉血压的调节中发挥了至关重要的作用。这一过程主要是由内皮细胞和 VSMC 进行调控。

内皮细胞可通过重要的血管活性物质，包括 ET-1、Ang Ⅱ、TXA_2 和 ROS 等内皮源性收缩因子，NO 和前列腺细胞周期素等内皮衍生的舒张因子，影响 VSMC 功能，进而调节血管直径，对血压和血管张力进行调控。在健康的内皮组织中，EDRF 和 EDCF 之间维持动态平衡。

血管平滑肌舒缩活动受自主神经系统支配，其收缩状态受激素、血管活性肽和 ROS 的调节。VSMC 具有复杂的细胞骨架、结构和功能收缩蛋白，以及相关的调节分子。单个 VSMC 通过间隙连接（如连接蛋白）与相邻细胞连接，连接蛋白控制相邻细胞之间离子浓度和膜电位的同步。VSMC 的收缩和舒张决定血管口径，并进一步决定外周阻力的大小。因此，VSMC 的收缩和舒张直接影响血压的高低。

二、高血压的血管功能损伤机制

（一）高血压中的血管平滑肌重塑

在正常动脉中，血管外环境、局部信号分子或血流动力学变化会引起不同细胞类型、血管壁层内结构和功能适应，以实现血压稳态。然而，在疾病状态下，这些适应性变化不会恢复到正常水平，而是引发病理性血管改变，从而导致心血管疾病的发生。这种随不良变化而产生的结构改变被定义为"血管重塑"。

在高血压进展过程中，血管重塑是最重要的生理病理变化[48]，涉及大动脉和小动脉血管壁中 VSMC 及血管壁的其他细胞成分，包括内皮细胞、弹性蛋白和胶原蛋白含量的变化等。血管重塑因血管类型和特定疾病状态或进展而异（图 1-10）。血管重塑即血管结构的改变，包括血管壁增厚、血管内外径均减小、血管壁厚度与管腔径的比值增大等。早期高血压是由于小血管壁增厚，外周阻力增加，引起的血流动力学异常。血管重塑是为了维持一定的血管张力而产生的一种对应力升高的适应性反应。在血管壁上，VSMC 主要位于血管壁中膜，它决定着血管构型、血管活性及血管的收缩和舒张活动。VSMC 肥大、增殖、迁移、大量合成、分泌细胞外基质等是血管重塑的重要内容[49]。血管平滑肌主要有两种分化形式，分别是收缩型和增殖型。在正常和发育成熟的血管中，收缩型占大多数，平滑肌细胞中 α-肌动蛋白表达占优势，细胞具有收缩的特性。而在高血压患者的血管中，血管发生表型重塑，由收缩型转化为增殖型并且向内膜迁移，导致血管壁增厚。当病变逐步恢复，VSMC 停止分裂，α-肌动蛋白表达增多，细胞恢复到体内正常状态。

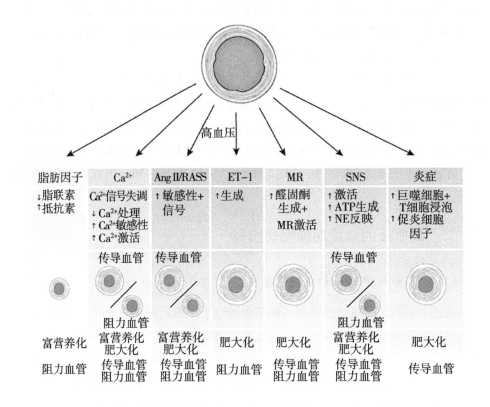

注：Ang Ⅱ：血管紧张素Ⅱ；ET：内皮素；MR：盐皮质激素受体；NE：去甲肾上腺素；PDE：磷酸二酯酶；RAAS：肾素-血管紧张素-醛固酮系统；SNS：交感神经系统。

图 1-10　弹性血管和阻力血管的平滑肌重塑[50]

作用于血管壁上的机械力也极大地促进了高血压的血管重塑。流体剪切应力的改变可引起血管细胞外基质成分、内源性生长因子和细胞因子分泌的变化。这些动态变化进一步受到时间变量的调节，如机械力的持续时间，进而会导致脉管系统的不同反应。血管机械稳态的破坏实际上可能会启动参与病理重塑的早期途径。

在较大的弹性动脉中，高血压血管重塑的特点是内膜和中膜厚度增加，进而引起血管壁整体厚度增加。高血压期间，弹性血管壁增厚最终导致血管硬度增加，动脉顺应性降低。在高血压期间观察到的大动脉变化与老年患者生理衰老的结果相似。这可能表明，血压升高会加速与年龄相关的大动脉改变[51]。弹性动脉中的 VSMC 通过平衡血管收缩和舒张信号维持血管张力，并调节细胞外基质的产生。弹性动脉对于调节左心室射血产生的收缩压至关重要。主动脉位于最靠近心脏的位置，其腔大、弹性纤维含量高和顺应性低等特点，有利于对收缩压进行调控。在高血压期间，弹性动脉重塑的特征是动脉顺应性降低和管壁增厚。高血压期间，弹性动脉弹性蛋白纤维因搏动强度增加而减少，胶原蛋白沉积。然而，并非所有大型血管的重塑表现都是一致的，其中可能还存在其他因素的作用。例如，其他细胞外基质蛋白（如纤连蛋白和整联蛋白），也可能与高血压中弹性动脉的结构变化有关 。弹性动脉中的 VSMC 舒缩功能可通过信号通路进行调控。在高血压期间，弹性动脉中的 VSMC 对 RAAS 信号的反应性发生了变化。与血压正常的 WKY 大鼠相比，SHR 的主动脉 VSMC 中 MAPK 对 Ang Ⅱ 的激活作用增强。此外，交感神经活动在心血管功能的调节中也起着至关重要的作用。在高血压动物模型中发现，高血压与交感神经活动的增加密切相关。与 WKY 大鼠相比，SHR 胸主动脉对去甲肾上腺素和苯肾上腺素的内皮非依赖性收缩反应增强。血管炎症是心血管疾病（包括高血压）进展的一个关键特征，炎症细胞（如 T 细胞和巨噬细胞）浸润大的弹性动脉是高血压动物模型的标志。基因敲除和免疫细胞过继转移的一系列研究为血管炎症在高血压进展中的作用提供了关键的证据。例如，注射免疫抑制性调节性 T 细胞（regulatory cells，简称 Tregs），以及 T 和 B 细胞缺陷（Rag$^{-/-}$）都可以预防 Ang Ⅱ 诱导的高血压。高血压病理也与促炎细胞因子的信号传导有关，其中在高血压小鼠和高血压患者的平滑肌细胞中均观察到促炎细胞因子 IL-17 浓度增加。

阻力动脉在调控血压中起着至关重要的作用。因此，在高血压期间，阻力动脉极易受到血管重塑的影响，其变化与临床疾病进展和严重程度密切相关。与正常血压对照组相比，高血压患者的视网膜小动脉壁腔比显著增加[52]。外周血管系统中的小动脉（直径<250 μm）可通过控制外周血管阻力和血流来调节血压。这些阻力

动脉的结构和功能变化是衡量心血管病理和疾病进展的经典指标。阻力动脉的结构重塑是高血压病理生理学的标志，并与心血管疾病风险增加有关。在有糖尿病的高血压患者或诊断为肺动脉高压的患者中，阻力动脉（分别来自体循环和肺循环）发生向内肥厚重塑，导致中膜横截面积和中膜管腔比增加，这通常是由于VSMC肥厚或增生引起的。VSMC中的高血压依赖性结构变化可能是对血压升高产生的一种代偿作用，但随时间延长，可能会导致长期病理作用。血管阻力的长期增加可导致血管灌注减少及毛细血管受损。在高血压患者和原发性高血压的动物模型中，VSMC对管腔压力变化的舒缩反应显著增强，这可能引发高血压的内向重塑。此外，离子通道对肌源性收缩功能的调控作用在高血压发展中也发挥了重要的作用。最后，研究发现，VSMC层向内生长和中膜外周细胞凋亡可能是血管重塑的重要原因。然而，也有不同的研究发现，高血压前期SHR细胞凋亡标志物水平降低。这表明需要进一步的研究来最终确定VSMC细胞凋亡在阻力动脉重塑中的作用。

高血压中不同VSMC重塑模式的细胞变化也与血管收缩、细胞迁移、VSMC肥大、细胞凋亡和炎症重要的信号通路的不同激活作用有关。血管收缩和血管舒张细胞内信号传导之间的失衡，或对这些信号分子的敏感性改变，可能导致高血压的发生和发展。

RAAS在高血压血管重塑过程中发挥着关键作用，Ang Ⅱ与AT1R结合可导致血管收缩和酪氨酸激酶介导的细胞生长途径的激活。其中，非受体c-Src酪氨酸激酶既可以通过受体酪氨酸激酶的反式激活来调节血管收缩和生长[53]，也可以通过影响细胞生长、凋亡和细胞存活的MAPK起作用。用靶向RAAS的抗高血压药物治疗可逆转阻力动脉中的病理学变化，这表明，RAAS途径的改变可以影响阻力动脉中VSMC的结构重塑。

高血压期间影响VSMC的其他信号介质包括醛固酮、ET-1和NADPH，它们调节小动脉的肥大、纤维化和炎症。醛固酮输注可增加ET-1的表达，直接诱导VSMC的肥大重塑。这些作用可以通过盐皮质激素受体拮抗作用得到改善。此外，醛固酮和Ang Ⅱ均诱导VSMC中的NADPH氧化酶活性增加，进而导致ROS生成并伴随MAPK、氧化还原敏感转录因子AP-1、炎症介质和基质重塑酶的激活。由于醛固酮是在Ang Ⅱ通过AT1受体刺激肾上腺皮质细胞后合成和分泌的，因此RAAS激活的不平衡可能会产生负面影响，进而导致全身性血压升高，同时也对血管壁产生直接损伤作用。

交感神经支配和嘌呤能信号在高血压期间对VSMC结构和功能也有深远的影

响。神经源性嘌呤能刺激物 ATP 对血管张力具有短期的有益影响，但也可能在小动脉重塑过程中引发长期负面变化。高血压的临床病例通常表现为交感神经激活增强[54]，进而可导致 VSMC 肥大。此外，交感神经末梢、免疫细胞和相邻 VSMC 的 ATP 和其他嘌呤核苷酸的局部细胞外释放可以对 VSMC 产生直接的致病影响。在一项研究中发现，SHR 中交感神经调控的血管收缩功能增加，这一过程主要是由嘌呤能受体的 ATP 激活导致的。此外，与对照组相比，SHR 的肠系膜动脉对 ATP 的反应增强。这些观察结果表明，交感神经驱动和嘌呤能信号的增加，直接促进了高血压中 VSMC 重塑的进展。

在分子和细胞水平，血管重塑涉及细胞骨架组织、细胞间连接、细胞生长、钙化、炎症和 VSMC 重排等一系列变化。在细胞外水平，血管重塑受纤维化、基质蛋白组成的变化，可对抗张强度的蛋白聚糖、胶原蛋白和纤连蛋白及负责血管弹性的弹性蛋白的重组产生影响。血管周围脂肪组织中脂肪细胞的激活，可分泌血管活性脂肪因子，这也会影响血管反应性和收缩性。

VSMC 表型转换会导致血管功能障碍和动脉血管重塑。在高血压的早期阶段和血管修复期，细胞周期受到严格调节，从而对 VSMC 增殖进行控制，这在血管重塑的"适应"阶段非常重要。然而，当细胞周期不受控制进而使增殖不受控制时，去分化的平滑肌细胞会在血管壁中积聚，从而导致中膜增厚、新生内膜增生和血管僵硬，这些特征常见于高血压、动脉粥样硬化和肺动脉高血压。在动脉损伤或血管重塑部位，超过 80% 的 VSMC 表现出去分化的特征。高血压 VSMC 表型转换的分子机制非常复杂，受多个因素的影响。血管活性刺激物，比如 Ang Ⅱ、去甲肾上腺素、ET-1、胰岛素样生长因子 1（insulin-like growth factor 1，IGF-1）、表皮生长因子（epidermal growth factor，EGF）、PDGF 及机械力（拉伸）和物理因素（剪切应力、压力）等均发挥了重要的作用。这些过程会引起控制细胞膜受体、生长信号通路、细胞外基质成分、转录因子、离子通道和转运蛋白的相关基因表达和功能的变化，这些基因在高血压血管重塑中至关重要。最近的证据表明，平滑肌细胞的表型转换涉及非编码基因组。非编码 RNA（non-coding RNA，ncRNA）可在多个层面调节基因表达，包括转录、RNA 加工和翻译[55]。大多数 ncRNA 不具有蛋白质编码能力，但它们可指导 DNA 合成或基因重组，因此对基因组的调控具有重要作用。微 RNA（micro RNAs，miRNA）在平滑肌细胞的表型转换中至关重要。在对平滑肌细胞特异性敲除小鼠在体研究中发现，动脉管壁扩张，VSMC 增殖减少，收缩基因表达降低，血压下降。这一结果为 miRNA 在平滑肌细胞分化和增殖中的病理生理作用提供了直接证据。在缺乏平滑肌细胞 miR-143/145 簇的小鼠中也观察到类似特征。与 VSMC 分化相关的其他 miRNA 包括 miR-21、miR-22、miR-26a、miR-34a、miR-146a 和 miR-221/222。尽管参与 VSMC 分化的 miRNA 不断增加，但关于血管细胞长非编码 RNA（long non-coding RNA，lncRNA）的信息却很少。lncRNA 通过刺激或抑制基因转录、翻译和信号传导来调节基因表达。它们还调节染色体的结构和功能。多种 lncRNA，包括 H19、ANRIL、lncRNA-p21、lncRNA-362 和 GAS5，均与 VSMC 分化增殖和各种血管病变相关。大多数 lncRNA 在体细胞中广泛表达，然而，与平滑肌和内皮细胞迁移分化相关的 lncRNA 似乎只在平滑肌细胞和内皮细胞中特异性表达。在实验性高血压的血管重塑中已经鉴别出许多 Ang Ⅱ 调节的 lncRNA。特别是 lncRNA-GAS5 已被确定为高血压诱导血管重塑的调节剂，当它被抑制时会出现高血压。

（二）高血压中的血管收缩机制

血管直径和血管阻力的急性调节取决于涉及肌动蛋白收缩机制的激活状态。Ca^{2+} 浓度、离子通量和膜电位的变化可导致钙—钙调蛋白介导的 MLC 磷酸化，进而形成肌动蛋白—肌球蛋白横桥，引起血管快速收缩。此外，钙敏化、肌动蛋白丝重构及 ROS 生物利用度增加（氧化应激）相关的钙非依赖性机制，也可调节血管收缩。

如前所述，血管平滑肌收缩由细胞内 Ca^{2+} 浓度的增加触发，进而促进肌动蛋白—肌球蛋白横桥的形成。越来越多的证据表明，收缩也受钙非依赖性机制的调节，包括 RhoA-Rho 激酶、PKC 和 MAPK 信号、ROS 和肌动蛋白细胞骨架的重组。免疫/炎症通路和 ncRNA 的激活也正在成为血管功能的重要调节剂。VSMC 中的 Ca^{2+} 浓度不仅决定其收缩状态，而且影响许多钙依赖性转录因子和蛋白质的活性，从而影响细胞表型和功能。VSMC 信号的功能改变会影响血管的反应性和张力，这是血管阻力和血压的重要决定因素。

血管直径的动态变化在很大程度上取决于 VSMC 中收缩蛋白的收缩激活和失活（磷酸化/去磷酸化）。血管平滑肌的收缩机制包括肌动蛋白和肌球蛋白，以及高度组织化的细胞骨架。

1. 高血压血管平滑肌收缩的 Ca^{2+} 依赖性机制

血管平滑肌兴奋—收缩耦合的关键事件是机械、体液或神经刺激引发的 Ca^{2+} 浓度增加（图 1-11）。Ca^{2+} 浓度和钙信号是调控 VSMC 收缩的关键，并通过质膜钙渗透通道、交换器和转运蛋白，以及细胞内来源（包括肌浆网、线粒体和钙结合蛋白）进行微调。细胞外 Ca^{2+} 浓度为 $2\sim4$ mmol/L，基础 Ca^{2+} 浓度为 $90\sim110$ nmol/L。在高血压中，这些过程发生改变，可导致 Ca^{2+} 浓度增加，收缩增强和血管重塑。

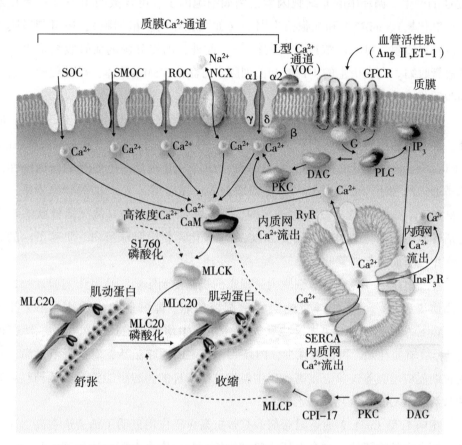

注：血管收缩剂通过增加细胞内 Ca^{2+} 的水平来诱导 VSMC 收缩。血管活性肽，如 Ang Ⅱ，与 GPCR 结合，激活 PLC，导致 IP_3 和 DAG 的生成。IP_3 与 $InsP_3R$ 结合并诱导 Ca^{2+} 从肌浆网释放。DAG 导致 PKC 的激活，这会影响 Ca^{2+} 通道。PKC 还刺激 RyR 的活性，诱导 SR 释放 Ca^{2+}。CPI-17 磷酸化会降低 MLCP 活性。Ca^{2+} 与 CaM 结合并激活 MLCK，导致丝氨酸 19（Ser19）处的 MLC20 磷酸化、肌动蛋白聚合，血管收缩。SOC：钙池调控 Ca^{2+} 通道；SMOC：第二信使调控 Ca^{2+} 通道；ROC：受体操纵式钙通道；NCX：Na^+—Ca^{2+} 交换体；GPCR：G 蛋白偶联受体；PLC：磷脂酶 C；DAG：二酰甘油；PKC：蛋白激酶 C；CaM：钙调蛋白；RyR：雷诺丁受体；MLCK：肌球蛋白轻链激酶；MLC20：肌球蛋白轻链；SERCA：肌质网型钙离子 ATP 酶；MLCP：肌球蛋白轻链磷酸酶；CP-I17：蛋白激酶 C 磷酸酶抑制蛋白 17；$InsP_3R$：1，4，5-三磷酸肌醇受体 Ca^{2+} 通道。

图 1-11　VSMC 收缩的钙依赖性调节[56]

神经体液刺激物（乙酰胆碱、去甲肾上腺素）、血管活性肽（Ang Ⅱ、ET-1）等促高血压因素可刺激 VSMC，诱导与 PLC 耦联的受体激活，导致第二信使 IP_3 和 DAG 的产生。循环中的非细胞因素，例如细胞因子、可扩散的 ROS（一氧化氮和过氧化氢）、miRNA 和细胞衍生因子（如微粒和内皮祖细胞），还可刺激膜受体或穿过质膜，对 Ca^{2+} 浓度进行调控[57]。此外，内皮分泌的血管收缩剂也可调节血管收缩。内皮衍生的 ET-1 和前列腺素可激活 VSMC 受体，导致促收缩信号的激活。

PLC 诱导的 IP_3 可引起细胞内 Ca^{2+} 从肌质网释放，DAG 导致 PKC 激活。此外，许多钙通道，如电压门控 Ca^{2+} 通道、受体操纵式钙通道（receptor-operated calcium channels，ROC）、钙池调控通道、TRP 通道和 Ca^{2+} 可渗透的非选择性阳离子通道的激活，可促进 Ca^{2+} 内流并增加 Ca^{2+} 浓度[58]。Ca^{2+} 扩散到胞质中，与 CaM 结合。Ca^{2+}—CaM 复合物诱导 MLCK 的构象变化，将其从无活性状态转变为活性状态。活化的 MLCK 诱导 MLC20 磷酸化，刺激肌球蛋白—肌动蛋白的相互作用，从而引起血管收缩。

在高血压中，许多调节细胞内钙稳态的机制受到影响，高血压实验动物模型和高血压患者均表现出异常的血管钙调控功能。酯酸脱氧皮质酮、Ang Ⅱ 和 L-NAME诱导的高血压动物模型和人类高血压中均发现 Ca^{2+} 流入增加、肌浆网 Ca^{2+} 释放增加且 Ca^{2+} 再摄取减少，PLC—DAG—IP_3通路激活，对血管活性激动剂的收缩反应增强等现象。在高血压中触发这些事件的过程可能涉及交感神经系统的激活和 RAAS 系统功能的上调。

靶向 L 型 $Ca_V1.2$ 通道阻滞剂的有效抗高血压作用证明了钙通道在高血压异常钙调控中的重要性。在高血压实验动物模型和临床高血压中均发现，与血压正常的个体相比，高血压患者 L 型 $Ca_V1.2$ 通道的激活增加，对钙通道阻滞剂的敏感性更高。这一过程产生的原因可能是 L 型钙通道亚基的表达和磷酸化增加。此外，这一过程还涉及调节因子的其他机制。特别是，研究表明，剪接因子 Rbfox2 在 $Ca_V1.2$ 通道调控 VSMC 收缩环节的钙流入环节起重要作用。在高血压中，Rbfox2 失调引起的异常剪接可诱导 $Ca_V1.2$ 通道活性增强，从而导致血管肌源性张力增加[59]。

ROC、TRP 通道（TRPC3、TRPC6 和 TRPC7）和 Na^+/Ca^{2+} 交换器也已被证明在调控钙浓度和高血压血管功能障碍中发挥重要作用。此外，SOCE 可能也很重要。SOCE 是一种减少肌浆网钙储存，刺激钙流入的机制，受 STIM1 和 Orai1

的影响。在高血压中，血管 STIM1/Orai1 表达增加与主动脉收缩增强有关，尤其是在男性中。

在高血压中，血管平滑肌钙稳态也可通过激活与收缩无关的信号通路来进行调节，如 MAPK、酪氨酸激酶、转录因子和 NADPH 氧化酶。c-Src 是血管细胞中钙和氧化/还原信号之间的交叉点，在人类高血压的发生中，该系统的上调有助于增加血管 Ca^{2+} 浓度和收缩。氧化还原调节的钙敏感转录因子，包括血清反应因子（serum response factor，SRF）、活化 T 细胞核因子（nuclear factor of activated T cells，NFAT）和环磷酸腺苷（cyclic adenosine monophosphate，cAMP）反应元件结合蛋白，可促进编码收缩蛋白的基因表达，进一步影响高血压的血管收缩。

免疫和炎症系统的参与也已被证明会影响高血压中的血管钙稳态和高血压中的靶器官损伤。激活的免疫细胞迁移到靶器官，包括血管系统，这些细胞释放的因子，包括 ROS、金属蛋白酶、细胞因子和趋化因子，会促进器官功能障碍并造成损伤[60]。在血管中，这些因子会增强血管收缩和重塑。血管 toll 样受体（toll-like receptors，TLRs）和损伤相关分子模式（damage-associated molecular pattern，DAMP）也已被证明会影响高血压的血管反应性。在 SHR 的阻力动脉中，TLR4 上调，并通过 DAMP 和环氧合酶依赖性途径导致收缩反应增强。增加的 DAMP—TLR 激活可能会影响血管反应性并引发血管炎症反应，这在高血压的病理生理学中也很重要。血管周围外膜和脂肪组织中免疫细胞的参与也与高血压相关的血管功能障碍有关。

2. 高血压 VSMC 收缩的钙非依赖性机制——钙敏化

除了钙依赖机制，钙非依赖机制可通过影响 MLC 对 Ca^{2+} 的敏感性来调节血管平滑肌收缩。钙敏化过程在初始钙信号消失后有维持张力的作用。两种主要的信号通路与钙敏化有关，即 DAG—PLC—PKC 通路和 RhoA-Rho 激酶（ROCK）通路（图 1-12）。其他激酶也发挥了重要作用，包括整合素连接激酶、p21 活化蛋白激酶和拉链相互作用蛋白激酶（zipper-interading protein kinase，ZIPK）。钙敏化机制可独立于 Ca^{2+}—CaM—MLCK 信号传导通路而引发血管收缩。

PLC 水解磷脂酰肌醇 4，5-二磷酸酯产生 IP_3 和 DAG。IP_3 刺激 Ca^{2+} 从肌质网释放，而 DAG 作为第二信使诱导 PKC 激活。激活的 PKC 诱导下游靶标（包括离子通道、转运蛋白和核蛋白）磷酸化[61]。此外，它还磷酸化 CPI-17，这是一种平滑肌特异性 MLC 磷酸酶抑制剂，可与其催化结构域结合，抑制磷酸酶活性，从而促进持续收缩。α-PKC 还诱导肌动蛋白结合蛋白的磷酸化，从而促进肌动蛋白—肌球蛋白相互作用和 VSMC 收缩。

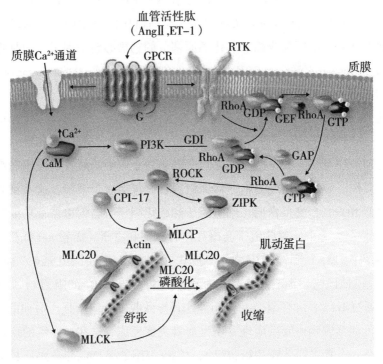

注：血管活性剂与 GPCR 结合，导致 RhoA 从 GDI 中释放出来。RhoA 易位到膜上。涉及 RhoA 激活的机制还包括 RTK 的反式激活。GEF 促进 GDP 向 GTP 转换，激活 RhoA-ROCK 通路。活化的 ROCK 通过 CPI-17 或 ZIPK 的磷酸化使 MLCP 失活，促进 MLC20 磷酸化和血管收缩。增加的 Ca^{2+} 可能通过 PI3K 依赖性途径直接激活 ROCK。GPCR：G 蛋白偶联受体；RTK：受体酪氨酸激酶；RhoA：Ras 同源基因家族成员 A；GEF：鸟嘌呤核苷酸交换因子；GDP：二磷酸鸟苷；GTP：三磷酸鸟苷；CaM：钙调蛋白；PI3K：磷脂酰肌醇 3 激酶；GDI：鸟嘌呤核苷酸解离抑制剂；GAP：GTP 酶激活蛋白；ROCK：RhoA-Rho 激酶；CPI-17：蛋白激酶 C 磷酸酶抑制蛋白 17；ZIPK：拉链相互作用蛋白；MLCP：肌球蛋白轻链磷酸酶；MLC20：肌球蛋白轻链。

图 1-12 ROCK 诱导的 VSMC 收缩[56]

已在高血压动物实验模型和临床高血压中证实，PKC 活性增加，与血管收缩增强有关。与正常血压的 WKY 大鼠相比，SHR 主动脉对血管收缩药物的反应可以更有效地被 PKC 抑制剂抑制。高血压患者的 VSMC 通过磷脂酶 D 和 PKC 途径介导 Ang Ⅱ诱导的 VSMC 增殖和收缩功能增强。

另一个调控肌球蛋白对钙敏感的系统涉及 ROCK，是丝氨酸/苏氨酸激酶的下游效应器。RhoA 是小 GTP 蛋白 Rho 家族的成员，在 VSMC 中大量表达，并可被血管收缩剂（如 Ang Ⅱ）迅速激活。ROCK 通过两种主要机制影响钙敏化。首先，ROCK 可在 T695 或 T853 处刺激肌球蛋白磷酸酶靶亚基 1（myosin phosphatase target subunit 1，MYPT1）的磷酸化。其次，ROCK 可磷酸化 ZIPK，刺激 MYPT1 在 T696 和 T18/S19 处的磷酸化。MYPT1 磷酸化可抑制 MLCP 与 MLC 的结合，从而降低磷酸酶活性，导致持续收缩。除了 MYPT1，ROCK 还磷酸化 CPI-17。RhoA—ROCK 的过度激活导致 MLCP 激活减少，从而导致血管持续收缩和血压升高。ROCK 依赖性钙敏化在血管收缩的急性期尤为重要，研究证明，阻断该通路会降低机械、体液和神经刺激的初始血管收缩作用。

高血压实验动物模型中血管 RhoA/ROCK 活化增加，这一过程随着高盐饮食而增强[62]。高血压中 ROCK 过度活化涉及许多机制，包括 Rho 鸟嘌呤核苷酸交换因子（Rho guanine nucleotide exchange factors，Rho-GEFs）。在高血压动物实验模型中，ROCK 信号的激活对血管 Rho-GEFs 的表达产生负反馈，进而影响病理生理条件下血管的 ROCK 依赖性收缩或重塑，包括高血压。在临床研究中发现，原发性高血压患者单核细胞 p63RhoGEF 基因和蛋白表达，以及 MYPT1 磷酸化显著增加。ROCK2 在 Ang Ⅱ诱导的高血压和心脏肥大中也发挥重要作用。在人 VSMC 中，Ang Ⅱ通过 RhoA 交换因子（Arhgef1）激活 ROCK 介导的收缩信号传导途径。除了调节高血压的血管收缩外，ROCK 激活还通过增加 SRF/心肌信号传导的过程增加血管硬度。

3. 高血压中的血管舒张机制

血管平滑肌舒张时，L 型 Ca^{2+} 通道失活，进而导致钙流入减少、质膜 Ca^{2+}—ATP 酶活性增加、钠钙交换器激活，使 Ca^{2+} 流出增加，SERCA 激活进而刺激 Ca^{2+} 回收进入肌质网。随着 Ca^{2+} 从 CaM 上解离，MLCK 失活，MLC20 被 MLCP 去磷酸化。MLC20 磷酸化的总体程度和由此产生的血管平滑肌收缩由 MLCK 和 MLCP 的相对活性决定。另一种促进血管舒张的途径涉及内皮衍生的 NO，它调节环磷酸鸟苷和 cAMP，通过 PKG 和 PKA 信号途径，增加 MLCP 活性并降低收缩机制的钙敏感性[63]。

在人类和高血压动物实验模型中，血管舒张功能受损，持续收缩和 MLCP 活性改变。在 MLCP 调节亚基 MYPT1 特异性敲除小鼠的平滑肌中，MLC 的磷酸化和离体肠系膜动脉的收缩力增强，表明 MLCP 及其调节亚基 MYPT1 在血管收缩和高血压进展中发挥重要作用。

4. 高血压中的肌动蛋白细胞骨架重组

除 MLC20 磷酸化和肌动蛋白—肌球蛋白横桥形成的钙依赖性和非依赖性调节外，肌动蛋白丝、中间丝和微管的重组在血管收缩中也发挥着重要作用。肌动蛋白聚合增加、桩蛋白酪氨酸磷酸化、小 G 蛋白的激活及黏着斑位点的构象变化均可导致 VSMC 中细胞骨架的硬化和重组。肌动蛋白细胞骨架的这种动态重排是维持血管张力和可塑性的关键，在调节血管直径方面尤其重要。细胞骨架重塑随着时间的推移而出现，随着血管持续收缩，肌动蛋白聚合增加。这涉及细胞重组，以及通过整合素和黏着斑分子形成新的细胞间粘连。血管收缩的延长和相关的肌动蛋白聚合参与高血压血管重塑的初始阶段，ROCK 和 ROS 在这一过程中发挥了重要作用[64]。

5. ROS 在高血压血管收缩中的作用

与细胞内钙相似，ROS 也可作为 VSMC 中重要的第二信使而发挥作用。ROS 在细胞内产生后，可作用于下游信号分子，影响蛋白质靶标，进而影响细胞功能。ROS（超氧阴离子和过氧化氢）和活性氮（NO 和过氧亚硝酸盐）是重要的 O_2 衍生物，通过其氧化还原电位在血管（病理）生物学中发挥作用。内皮细胞和 VSMC 中 ROS 的主要酶源是 NADPH 氧化酶（NADPH oxidases，Nox）。已鉴定出 7 种 Nox 亚型，其中 Nox1、Nox2、Nox4 和 Nox5 在人 VSMC 中表达并具有功能活性。Nox 可被血管活性剂激活，且在高血压中过度激活。超氧化物可通过超氧化物歧化酶（superoxide dismutase，SOD）转化为更稳定的过氧化氢。过氧化氢被过氧化氢酶和过氧化物酶进一步还原为水和氧气。在内皮细胞中，超氧化物与 NO 反应产生过氧亚硝酸盐。氧化还原状态的不平衡，当氧化能力大于抗氧化能力，可导致氧化应激，进而引起高血压中的血管炎症、纤维化和动脉重塑[65]。

血管 ROS 效应是通过氧化还原敏感的信号通路介导的。ROS 可调控蛋白激酶、磷酸酶、MAPK 和转录因子，并且是 Ca^{2+} 浓度、ROCK 和收缩机制的重要调节剂（图 1-13）。ROS 通过刺激 IP_3 介导的钙动员、SERCA 抑制增加细胞溶质钙积累，以及刺激钙通道增加平滑肌细胞内 Ca^{2+} 浓度。Nox 衍生的 ROS 生成增加，可增强钙信号传导，上调 ROCK 并调节肌动蛋白细胞骨架，从而促进血管收缩并增加血管张力。

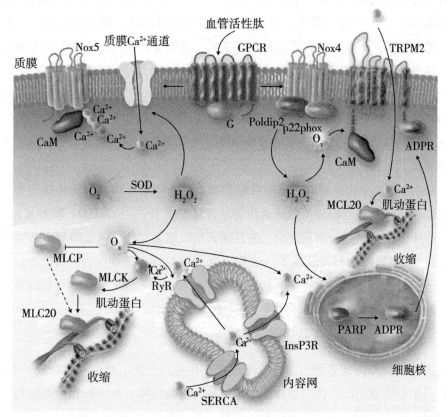

注：Nox 衍生的 ROS 可影响细胞内 Ca^{2+} 稳态，促进收缩信号传导。Ca^{2+} 还通过 Nox5 影响 Nox 衍生的 ROS 生成，Nox5 是一种 Ca^{2+} 敏感的 Nox 异构体，可产生 O_2^-（自由氧）。Nox4 激活导致 H_2O_2 的产生。高水平 ROS 会导致 Ca^{2+} 通道、RyR、肌动蛋白、肌动蛋白结合蛋白及 TRPM2 的氧化修饰。TRPM2 可被 H_2O_2 经细胞核中的多聚 ADP 核糖聚合酶（PARP）激活，以及随后产生的 ADPR 间接激活。一旦其释放到细胞质中，ADPR 就会结合并激活 TRPM2，刺激 Ca^{2+} 流入。虚线表示 MLCP 活性降低导致 MLC20 活化增加。GPCR：G 蛋白耦联受体；Nox4：NADPH 氧化酶 4；TRPM2：氧化还原敏感型 Ca^{2+} 通道；Poldip2：聚合酶 δ 相互作用蛋白 2；p22phox：NADPH 氧化酶亚单位；CaM：钙调蛋白；ADPR：二磷酸腺苷核糖；SOD：超氧化物歧化酶；MLCP：肌球蛋白轻链磷酸酶；MLCK：肌球蛋白轻链激酶；RyR：雷诺丁受体；MLC20：肌球蛋白轻链；SERCA：肌质网型钙离子 ATP 酶；$InsP_3R$：1，4，5-三磷酸肌醇受体；PARP：聚腺苷二磷酸核糖聚合酶。

图 1-13　VSMC 收缩和氧化应激[56]

ROS 通过蛋白质的翻译后氧化修饰影响血管收缩。蛋白质上的半胱氨酸和甲硫氨酸残基对氧化还原具有高度敏感性，并在 ROS 产生增加时发生氧化修饰，如高血压[66]。在生理条件下，蛋白质氧化通常是可逆的，而在与氧化应激相关的病理条件下，蛋白质氧化可能是不可逆的，进而导致蛋白质氧化损伤和细胞凋亡。许多调节 VSMC 钙稳态的蛋白质，包括钙通道、SERCA、TRP 通道和ROCK，都会发生翻译后氧化修饰。此外，肌动蛋白和肌动蛋白结合蛋白，肌球蛋白和 cofilin，均可通过 ROS 被直接氧化。因此，高血压中血管 Nox 衍生的ROS 生成增加会导致 Ca^{2+} 浓度增加和细胞骨架重排，从而引起血管反应性改变和收缩增强。

VSMC 高度分化并且通常保持收缩表型。血管舒缩活动受钙依赖性和非依赖性机制调节，这些过程涉及钙通道和信号通路，如 IP_3-PKC-DAG 和 ROCK。在高血压中，这些过程会出现失调，并且通常与收缩无关的信号通路被激活，例如MAPK、酪氨酸激酶和转录因子。这些现象导致血管收缩增强，VSMC 去分化为增殖表型，随后发生血管重塑。研究还表明免疫/炎症系统和非编码基因组在高血压血管功能障碍中也发挥了重要的作用。

(三) 高血压与内皮功能障碍

内皮功能障碍通常指 NO 的代谢改变或几种内皮衍生舒张和收缩因子失衡。在血液和血管壁之间，内皮形成了一道机械和生物屏障。血小板和白细胞与血管壁之间的相互作用、血管张力受损、炎症、自由基形成和脂质氧化，以及 VSMC增殖等均可引起内皮细胞的激活。内皮细胞通过分泌舒张或收缩分子来发挥作用。当内皮细胞暴露于血流产生的剪切应力时，可以将机械刺激转化为细胞信号（如增殖、凋亡、迁移、渗透性、重塑和基因表达）。

健康的内皮具有一定的动脉粥样硬化预防作用，包括促进血管舒张、抗氧化和抗炎作用、抑制白细胞黏附和迁移，以及抑制平滑肌细胞增殖和迁移。内皮功能障碍的主要因素是 NO 生物利用度降低、血管平滑肌对血管舒张剂的反应受损、内皮细胞对血管收缩剂的敏感性升高、血管收缩物质的产生增加或剪切应力升高。心血管疾病、糖尿病、动脉粥样硬化和高血压等传统和非传统危险因素均与 ROS 增强或氧化应激增加有关。氧化应激增加被认为是参与内皮功能障碍的主要机制。NO 代谢紊乱，包括 NO 降解加快、NO 失活或 NO 抑制剂的存在等，可能是由氧化应激升高导致的（图 1-14）[67]。

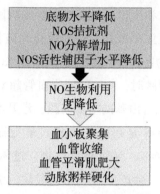

图 1-14 NO 生物利用度[42]

1. NO、内皮功能障碍与氧化应激的关系

氧化应激与许多心血管疾病（如高血压）的病理生理有关。在细胞水平上增加的氧化应激可通过改变脱氧核糖核酸、氨基酸、蛋白质、脂质和碳水化合物等分子结构造成氧化损伤（图 1-15）。超氧化物是心血管生物学中一个特别重要的自由基，是由氧的单电子还原形成的。超氧化物既可以作为氧化剂存在，也可以作为还原剂存在，是其他 ROS 的前体。其他自由基包括羟基自由基、脂质过氧自由基和烷氧基自由基。其他分子，包括过氧亚硝酸盐、次氯酸和过氧化氢，虽然不是自由基，但具有强氧化性，因此也被列为 ROS。活性氮物质（RNS）也属于超氧化物，包括 NO、二氧化氮自由基和硝基钠阳离子。脉管系统中氧化过量的主要来源是 Nox、黄嘌呤氧化酶、线粒体和未偶联的 NOS 等。

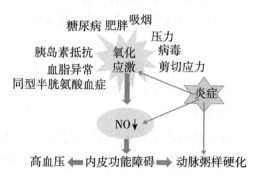

注：ROS 可加剧不良刺激的影响，如炎症、胰岛素抵抗、血脂异常、高龄和肥胖，这些均与 NO 生物利用度降低有关。

图 1-15 氧化应激与许多心血管疾病（如高血压）的病理生理有关[42]

超氧阴离子是 NO 合成和生物利用度的主要影响因素，可导致血管收缩。超氧化物与 NO 结合形成过氧亚硝酸盐，进而氧化和破坏 eNOS 的稳定性，以产生更多的超氧化物。超氧化物还可氧化 BH4，BH4 是 NO 合成的辅助因子。当受到 Ang Ⅱ和 ET-1 等激素的刺激时，Nox 可催化血管超氧化物的生成。黄嘌呤氧化酶也是血管内皮中存在的氧自由基的重要来源，涉及嘌呤代谢。在此过程中，氧气被还原为超氧化物。eNOS 是超氧化物和过氧亚硝酸盐的重要来源。此外，Ang Ⅱ通过 AT1 受体刺激 Nox，导致超氧化物、过氧化氢和过氧亚硝酸盐的积累。NO 受氧化应激增强时，会产生过氧亚硝酸盐，引起 LDL 氧化和 eNOS 辅因子降解，进而导致动脉粥样硬化的发生。ROS 上调血管细胞黏附分子-1（vascular cell adhesion molecule-1，VCAM-1）、细胞间黏附分子-1（intercellular cell adhesion molecule-1，ICAM-1）和单核细胞趋化蛋白-1（monocyte chemoattractant protein-1，MCP-1）。氧化应激还与血管壁的促炎状态有关。炎症会降低 NO 的生物利用度。此外，在病理条件下，EDHF 可以补偿动脉中 NO 的损失。EDHF 的变化对于调节器官血流、外周血管阻力和血压至关重要。

ADMA 是 eNOS 的内源性竞争性抑制剂。它是在蛋白质甲基化中产生的，这是一种翻译后蛋白质修饰的常见机制，由 N-甲基转移酶催化。ADMA 可通过肾脏排泄或二甲基精氨酸二甲氨基水解酶（enzyme dimethylarginine imethylaminohydrolase，DDAH）代谢为瓜氨酸而清除。ADMA 是与氧化应激相关的分子之一。氧化应激通过增加参与 ADMA 生成的酶的活性来增加血浆 ADMA 水平。增加的 ADMA 通过抑制 NOS 减少 NO 释放。随着 NO 的减少，血流动力学发生变化，引起内皮功能障碍。DDAH 的过表达会降低 ADMA 水平并增加 eNOS 活性。研究证明，产生甲基化精氨酸的精氨酸甲基转移酶可被剪切应力上调，这种上调与 ADMA 生成增加有关[68]。

LDL 的氧化反应可触发巨噬细胞对 Ox-LDL 的摄取和泡沫细胞的形成。此外，氧化过程可能导致氧化脂质产生促炎作用（图 1-16）。血管壁中存在的其他脂质会导致炎症和动脉粥样硬化。

同型半胱氨酸是一种含巯基的氨基酸，由甲硫氨酸的去甲基化合成。同型半胱氨酸可以将四氢叶酸甲酯和甜菜碱通过甲基化反应转化为甲硫氨酸，也可以通过硫化反应代谢为半胱氨酸。研究表明，高同型半胱氨酸血症是心血管疾病的主要危险因素。同型半胱氨酸可通过直接破坏内皮或通过改变氧化状态引发动脉硬化。在高同型半胱氨酸血症出现的情况下，同型半胱氨酸自动氧化，进而可能会刺激

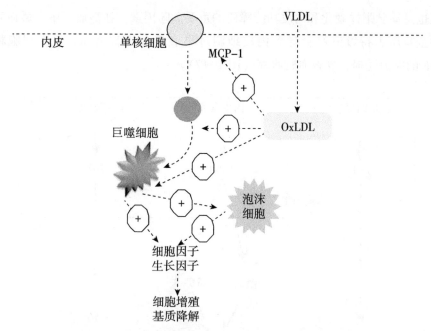

注：泡沫细胞触发生长因子和细胞因子的产生和分泌，刺激细胞增殖和基质降解。VLDL：极低密度脂蛋白；MCP-1：单核细胞趋化因子-1；Ox-LDL：氧化低密度脂蛋白。

图 1-16　Ox-LDL 激活巨噬细胞并生成泡沫细胞[42]

羟基自由基的产生。此外，同型半胱氨酸介导 LDL 自动氧化并改变线粒体基因表达中的氧化还原硫醇状态。内皮细胞暴露于半胱氨酸或腺苷会导致细胞凋亡[69]。

通常高剪切应力是有良性作用的，可通过内皮介导的机制促进动脉壁的适应性舒张或结构重塑。内皮细胞的生长状态可以通过剪切应力调节。研究表明，剪切应力可抑制内皮细胞凋亡。剪切应力的抗凋亡作用是由 eNOS 上调介导的。虽然正常内皮不允许 Ox-LDL 等大分子通过，但剪切应力可通过各种机械传感器效应激活细胞内信号通路，从而调节基因表达和细胞功能，如增殖、凋亡、迁移和渗透[70]。血脂异常患者的流变学障碍与内皮功能障碍有关，这可能是微血管和大血管并发症产生的原因。血脂异常受试者的血浆黏度、ADMA 和 Ox-LDL 值显著升高。与血脂正常的受试者相比，血脂异常受试者的血浆 NO 浓度降低。

2. 内皮功能障碍与持续性高血压之间的联系

内皮功能障碍可导致微脉管系统的功能改变，并涉及多种病理生理机制。高血压也是动脉粥样硬化和内皮功能障碍的重要危险因素。在高血压中，微血管系统中全身压力持续升高会导致内皮细胞过早衰老和更替增加。内皮细胞释放 EDRF 的能力受损，导致血管收缩（图1-17）。

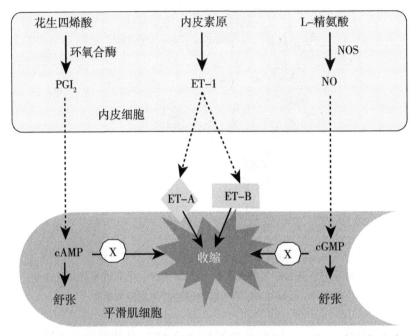

注：PGI_2：前列环素；ET-1：内皮素-1；NO：一氧化氮；NOS：一氧化氮合酶；ET-A：内皮素受体 A；ET-B：内皮素受体 B；cAMP：环磷酸腺苷；cGMP：环磷酸鸟苷。

图1-17　高血压内皮对血管收缩的反应受损[42]

此外，高血压与 NO 水平降低有关。NO 在血管张力的调节中起重要作用。在高血压患者中发现，冠状动脉、肾动脉的内皮依赖性血管舒张受损，进而增加心脑血管疾病的风险。大量研究表明，高血压与内皮功能障碍有关（图1-18）[71]。然而，高血压患者内皮依赖性血管舒张受损的潜在机制尚不清楚。血液产生的剪切应力可激活 eNOS，催化 L-Arg 产生 NO，进而激活细胞质中鸟苷酸环化酶并增加 VSMC 中环鸟苷酸（cGMP）的含量，导致血管舒张。

高血压患者的血管壁会出现结构重塑，导致微循环床的结构改变。对于高血压来说，血管的结构重塑是系统性血管阻力缓慢升高的主要原因[72]。NO 合成的减少导致动脉血管收缩，引起血压升高。长期服用 NOS 抑制剂会导致持续性高血压。NO 在促进排钠方面发挥了重要作用，因此 NOS 的全身抑制可促进盐和水的潴留。这些发现均表明，NO 介导的血管舒张功能下降会引起动脉阻力增加，增强心血管系统对升压刺激的敏感性。研究发现，高血压大鼠的各级血管，如主动脉、肠系膜、颈动脉和脑血管，内皮依赖性舒张功能均受到损伤。

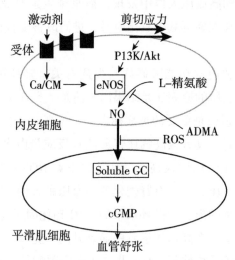

注：多种因素均可导致高血压内皮依赖性血管舒张功能受损，其中，内源性 eNOS 抑制剂 ADMA、血管收缩剂（如血管紧张素Ⅱ、内皮素-1 和去甲肾上腺素）的增加导致的 ROS 产生增多，进而使 NO 失活，可能是其中的重要机制。PI3K：磷脂酰肌醇 3 激酶；Akt：蛋白激酶 B；eNOS：内皮型一氧化氮合酶；NO：一氧化氮；ROS：活性氧；ADMA：不对称二甲基精氨酸；Soluble GC：可溶性鸟苷酸环化酶；cGMP：环磷酸鸟苷。

图 1-18 高血压内皮功能损害机制[71]

尽管高血压的潜在机制尚未被完全阐明，但证据表明氧化应激在其病理生理学中起着核心作用。ROS 可促进血管收缩、肥大及重塑，增加全身血管阻力，这是大多数人类高血压病例的常见表现。在高血压中，Nox 可被体液和机械信号上调，内皮黄嘌呤氧化酶和 ROS 增加，这些均可导致小动脉张力增加。黄嘌呤氧化酶可能在高血压的终末器官损伤中起作用。随着衰老，脂质过氧化增加，抗氧化剂减少，过氧化损伤进一步加剧。研究表明，乙酰胆碱依赖性血管舒张功能与选择素、MCP-1 和硫代巴比妥酸反应性物质（TBARS；作为脂质过氧化的标志物）的血浆水平之间存在显著关系。老年高血压患者的血清 TBARS、LOOH 和 8-iso-PGF2α 水平显著升高[73]。在对 miRNA、NO 和 eNOS 与高血压患者动脉粥样硬化进展关系的研究中发现，NO 和 eNOS 水平降低，miRNA 表达增加[74]。该研究表明，miRNA 可能参与高血压患者动脉粥样硬化过程的早期阶段。有研究报道了各种血浆抗氧化剂与血压之间的反比关系。抗氧化剂（SOD、过氧化氢酶）和 ROS 清除剂（维生素 E、谷胱甘肽）水平降低可能导致人类高血压的氧化应激。在血压正常和高血压人群中发现，血浆维生素 C 水平与血压呈负相关。通过运动、健康饮食和戒烟可减少氧化应激，进而改善受损的内皮功能，防止血管损伤。

此外，氧化应激和内皮功能障碍均与炎症有关，其还可能导致高血压的产生。然而，炎症是高血压的原因还是结果尚不清楚。炎症是对损伤或感染的保护性反应。急性 C 反应蛋白是重要的炎症标志物，与高血压具有很强的相关性。研究发现，高血压患者通常具有较高的血浆急性 C 反应蛋白水平。据报道，高血压患者的促炎细胞因子血浆浓度较高。炎症可以下调 NOS 活性。慢性炎症也会引发氧化应激，这与高血压有关。有肾硬化的高血压患者的 CD4+ 和 CD8+ T 细胞的肾脏浸润高于血压正常的患者。循环水平的 CXC 趋化因子受体 3 是众所周知的 T 细胞组织归巢趋化因子，在高血压患者中显著升高。免疫系统是组织损伤的敏感传感器，参与器官组织结构修复。Ang Ⅱ、盐或醛固酮等高血压因素可直接激活先天免疫系统。这个过程还导致补体激活和 TLR 以及 ROS 的产生。自身免疫也可以针对血管壁抗原。由于部分高血压患者会产生针对 AT 受体的自身抗体，因此认为先天免疫是高血压的继发原因，而适应性免疫可引起或加重高血压。因此，免疫可能是未来高血压的潜在治疗目标。

高血压患者患 2 型糖尿病的风险显著增加，通常伴有超重、胰岛素抵抗和内皮功能障碍。有趣的是，据报道，即使是体重正常的高血压患者也会内皮功能异常，这表明高血压可能会独立于体重的影响而损害内皮功能。胰岛素具有促动脉粥样硬化和抗动脉粥样硬化的双重作用，可引发脉管系统的 ET-1 依赖性血管收缩功能。内皮素由内皮细胞分泌，可引起血管收缩并引起血压升高。内皮素受体拮抗剂可降低正常血压对照组和轻度至中度原发性高血压患者的血压和外周血管阻力。瘦素是一种由脂肪细胞分泌的激素，与肥胖有关。瘦素可调节能量平衡，还具有影响调控血压的交感神经、血管和肾脏的作用。有证据表明，高瘦素血症可能会诱导全身氧化应激并降低 NO 生物活性水平。这可能是肥胖引起高血压的最重要机制之一。据报道，肥胖患者的血浆瘦素和 TBARS 水平升高，而肥胖高血压患者的血浆瘦素水平、TBARS 水平和 NO 水平明显低于肥胖正常血压者。因此，高瘦素血症可能是肥胖症产生高血压的重要因素。

　　高血压可能与纤维蛋白溶解受损有关。微粒由内皮衍生微粒、白细胞微粒和血小板微粒组成。微粒参与内皮功能损伤及血管生成。内皮衍生微粒和血小板微粒在高血压患者体内都显著增加，并且内皮衍生微粒与血压水平相关。研究表明，内皮衍生微粒可减少心肌梗死患者的 NO 生成[75]。

第二章 运动改善高血压的血管功能机制
CHAPTER 02

高血压是心血管疾病的独立危险因素，被认为是心血管发病率和死亡率最重要的可改变危险因素。绝大多数高血压患者属于原发性高血压，这意味着单一因素无法完全解释该疾病的患病原因。原发性高血压是遗传易感性和生活方式因素共同作用的结果。体重增加、酗酒、吸烟、不良饮食习惯等均可引发高血压等疾病。而良好的生活习惯，比如运动，则可改善心血管功能，延缓甚至逆转高血压的发生和发展。

第一节 运动与血管功能

运动保护心血管的一些特定机制非常复杂，涉及血管平滑肌功能、内皮功能、抗氧化系统、热休克蛋白（HSP）系统、炎症等多方面因素（图2-1）。此

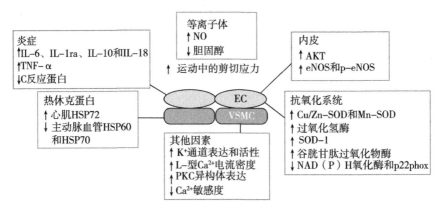

注：EC：内皮细胞；VSMC：血管平滑肌细胞；eNOS：内皮型一氧化氮合酶；ET-1：内皮素；IL：白细胞介素；IL-1ra：IL-1受体拮抗剂；TNF-α：肿瘤坏死因子α；HSP：热休克蛋白；NAD（P）H：烟酰胺腺嘌呤二核苷酸磷酸；SOD：超氧化物歧化酶；PKC：蛋白激酶C。

图2-1 运动对内皮功能、血管平滑肌功能、抗氧化系统、炎症和HSP表达的影响[76]

外，运动还可增加动脉血管的数量（血管生成）和直径（动脉生成），从而有利于改善多种心血管疾病风险因素，包括冠状动脉疾病、衰老、糖尿病、高血压、心力衰竭和外周动脉疾病。

一、内皮功能

血压的降低对改善内皮功能障碍也具有显著的促进作用。研究发现，血管紧张素转换酶抑制剂、有氧运动等临床有效的降压治疗手段显著改善了原发性高血压患者阻力动脉内皮功能，然而，也有研究发现，规律的有氧运动不会改变血压正常受试者的血压，但却可以改善血压正常受试者的内皮功能。很多证据表明，机械压力可诱导 NADH/NADPH 氧化酶激活，从而产生 ROS。这表明机械压力本身可通过激活氧化应激使 NO 失活而损害内皮功能。此外，去除机械压力可以恢复高血压患者的内皮功能。

运动训练可以改善高血压动物模型和原发性高血压患者的内皮功能。这些发现表明高血压的内皮功能障碍是可逆的。包括运动在内的生活方式改变可通过增强高血压患者的内皮功能对心血管并发症进行防治。而运动可增加 NO 的产生并减少 NO 的失活，从而提升 NO 的生物利用度[71]。

最近的实验研究表明，持续运动可增强狗和大鼠内皮依赖性血管舒张剂乙酰胆碱（acetylcholine，ACh）引起的血管舒张[77]。ACh 诱导的血管舒张的变化与剪切应力诱导的 eNOS 在丝氨酸 1177 处的 Akt 依赖性磷酸化密切相关。生理水平的剪切应力可以激活培养的人脐静脉内皮细胞分化，以诱导"保护性"抗动脉粥样硬化表型。受剪切应力特异性调节的内皮基因包括 ICAM-1、环氧合酶-2、eNOS、SMAD6、转化生长因子 b1、Cu/Zn 超氧化物歧化酶、血栓调节素、醛脱氢酶 6、血红素氧化酶 1 等。研究证明，长期、有规律的有氧运动训练可增加主动脉内皮细胞中存在于细胞质和细胞核中的 SOD-1 蛋白，以及猪主动脉中 SOD-1 的活性。p67phox 是促氧化酶 NADPH 氧化酶的亚基，与安静对照组相比，运动组 p67phox 的蛋白质水平降低[78]。

长期中等强度（50% VO_2max）运动可增强健康受试者的内皮依赖性血管舒张功能，但在低强度（25% VO_2max）或高强度（75% VO_2max）运动中，其改善作用不明显。很多研究结果均表明，无论是急性还是慢性运动，都可对不同类型的物种高血压患者的器官或组织的内皮功能产生有益影响。大量研究表明，即使在正常对照动物和健康受试者中，运动训练也可增强内皮功能。因此，运动训练对高血压动物、原发性高血压患者及健康个体的内皮功能均有改善作用。长期中等强度的运动，会增加健康受试者和高血压患者的内皮依赖性血管舒张，但在低强度或高强度的运动中不明显。

如上所述，规律的有氧运动可增强原发性高血压患者的内皮功能。尽管运动的抗高血压机制尚未被阐明，但通过增加 NO 生物利用度（增加 NO 生成和/或减少 NO 失活）来改善内皮功能可能是其中重要的机制之一。

长期有氧运动增强内皮功能的一种可能机制是血流量增加导致血管剪切应力增加。研究发现，剪切应力的急性或慢性增加有力地刺激了离体血管和培养细胞中 NO 的释放。在一项对狗的心外膜冠状动脉研究中发现，10 天的跑台运动可通过剪切应力的增加引起血管 eNOS 基因的表达上调，导致 ACh 刺激的 NO 释放增多。运动训练期间，eNOS mRNA 水平和蛋白水平上调，进而通过增加 NO 产生来改善内皮功能。运动训练，可能是通过增加剪切应力，激活几种信号转导通路，进而对内皮功能发挥积极作用。机械传感器，例如小窝蛋白、G 蛋白、离子通道和整合素等，均可在内皮细胞膜上感知剪切应力并将刺激转导为生化信号，然后几种刺激激活 Ras/Raf/MEK/ERK 和酪氨酸激酶 c-Src 信号通路，导致 eNOS 活性增加。

内皮细胞对剪切应力的反应会激活 c-Src。有研究表明，c-Src 在运动训练期间 eNOS 基因表达调节中起着重要作用。运动过程中，c-Src 诱导 eNOS 基因表达的过程可能存在两条信号通路：通过激活 Ras/Raf/MEK/ERK 途径增加 eNOS 的转录，以及通过未知信号途径维持其转录活性。此外，c-Src 还可增加细胞外 SOD，它是 ROS 的清除剂，也可导致剪切应力诱导的 eNOS 增加。c-Src 可能是运动训练中关键的细胞内信号分子之一。剪切应力通过激活 NFκB 和 p50/p65，与人类 eNOS 启动子中存在的 GAGACC 序列结合，增加 eNOS 转录。剪切应力对细胞（包括内皮细胞）的刺激可导致 Akt 相关磷酸化位点 Ser1177 和 Ser1179 上的磷酸化和活化，这一过程与细胞内钙的增加无关。磷脂酰肌醇 3 激酶（phosphatidylinositol 3-kinase，PI3K）和 Akt 通路可导致细胞内钙非依赖性 eNOS 磷酸化和激活，参与剪切应力激活的信号转导级联反应。

剪切应力介导的机械信号传导，例如 Ras/Raf/MEK/ERK 通路、c-Src、PI3K/Akt、HSP、缺氧诱导因子-1（hypoxia inducible factor-1，HIF-1）等，对运动训练期间的 eNOS mRNA 和蛋白表达均有调控作用，进而导致 NO 产生增加（图 2-2）。脉管系统通过多种途径感知剪切应力，并将其转化为生化信号，从而导致各种生物反应，包括 eNOS 活性的增加。

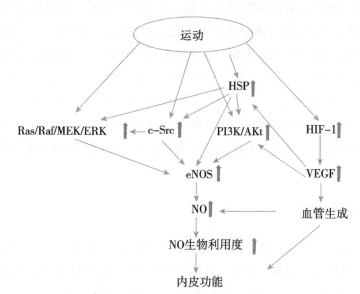

注：c-Src、Raf/Ras/MEK/ERK 和 Akt 的相关信号分子以及这些分子伴侣 HSP 和 HIF-1 诱导的 VEGF 导致 eNOS 活性和血管生成增加，从而导致 NO 生成增加最终改善 NO 的生物利用度。HSP：热休克蛋白；c-Src：酪氨酸激酶；PI3K：磷脂酰肌醇 3 激酶；Akt：蛋白激酶 B；HIF-1：缺氧诱导因子-1；eNOS：内皮型一氧化氮合酶；VEGF：血管内皮生长因子。

图 2-2 运动训练通过增加 NO 生物利用率改善内皮功能的推定机制[71]

二、热休克蛋白

热休克蛋白（heat shock protein，HSP）存在于大多数细胞中，包括内皮细胞，并且在正常细胞稳态和细胞保护免受应激刺激时的损伤中发挥重要作用。运动是 HSP 的生理刺激因素。在对 eNOS 与 HSP90 相互作用的研究中发现，HSP90 可通过响应剪切应力形成 eNOS-HSP90 异源复合物，进而上调内皮细胞中的 eNOS 活性。尽管 HSP90 与 Akt 的结合是 Akt 激活所必需的，但有研究表明，HSP90 可独立于 Ser1177 上的 Akt 磷酸化刺激 eNOS 激活。

蛋白质的损伤或蛋白质合成功能受损可能会影响细胞内稳态。细胞可通过合成 HSP 抑制这种干扰。HSP 是一种多基因家族的蛋白质，分子量为 10～150 kDa，在不同物种之间具有高度同源性。研究发现，运动可能通过激活热休克转录因子 1（heat shock transcription factor 1，HSF1），刺激人类心肌、骨骼肌，甚至白细胞中的 HSP70 表达。在对 SHR 的研究中发现，自主转轮运动可改善主动脉血管舒张功能，其中，HSP60 和 HSP70 显著下调，这可能反映了主动脉血管壁氧化应激的减弱。此外，14 周游泳训练增加了心肌对阿霉素诱导的小鼠氧化损伤的耐受性，这种作用可能是由训练诱导的谷胱甘肽总量增加和 HSP60 减少引起的。长期耐力训练可诱导大鼠心肌中抗氧化酶活性增加，HSP72 表达水平显著增强。然而，12 周左右较短的运动训练并不能有效提高心脏抗氧化防御能力。此外，研究发现，低强度运动训练可通过上调 HSP70 和 HSP72 ，以及下调啮齿动物 HSP60 mRNA 和蛋白质水平来增强心肌防御能力。然而，这些重要发现尚未在人类中得到证实。

三、血管生成

大量研究已经证实，规律的有氧运动可导致血管内皮的功能和组织学改变，从而改善血管结构和功能。此外，运动训练可增加人体骨骼肌中的毛细血管密度和毛细血管纤维比。各种血管生成因子，如血管内皮生长因子（vascular endothelial growth factor，VEGF）和成纤维细胞生长因子（fibroblast growth factor，FGF），在动物和人类的血管生成中起着重要作用。有研究报道，急性运动可上调动物和人类骨骼肌中的 VEGF mRNA 和蛋白质水平。游泳可增加人类循环血中的 VEGF 水平。研究表明，在大鼠训练的初始阶段检测到 VEGF 基因表达增加，并在运动训练的第 12 天发现血管生成。这些发现表明，在训练计划的早期阶段，增加的 VEGF 蛋白水平可导致血管生成。此外，研究报道，VEGF 可刺激 HSP90 和 PI3K/Akt 依赖性 eNOS 磷酸化的募集，导致 NO 生成增加[79]。一些证据表明，缺氧条件下 HIF-1 可上调 VEGF 基因表达。HIF-1 是由 HIF-1a 和 HIF-1h 2 个亚基组成的异源二聚体，通过与其靶基因中的缺氧反应元件结合促进转录。缺氧会上调内皮细胞中 VEGF 受体 Flt-1 基因的表达，而另一种 VEGF 受体 KDR 基因的表达水平不发生改变。由于缺氧反应元件位于 Flt-1 基因的启动子区，因此缺氧反应元件的位置可能与缺氧诱导的 Flt-1 基因表达有关。而运动可导致骨骼肌缺氧，进而引发上述一系列反应。

FGF 在骨骼肌的血管生成中似乎也很重要。有研究报道，运动训练可使大鼠骨骼肌的 FGF mRNA 水平提升约 2 倍，但大多数研究并未发现运动训练后 FGF 和 FGF-2 mRNA 水平显著增加。在体外和体内研究中，缺氧诱导 VEGF 基因表达，但对 FGF-2 基因表达没有影响[80]。在运动诱导的骨骼肌血管生成中，VEGF

可能比 FGF 发挥了更重要的作用。缺氧-HIF-1-VEGF 通路可能在运动诱导的骨骼肌血管生成中起关键作用。

四、血管平滑肌功能

大量研究表明，有氧运动对高血压患者具有显著的降压效果，其中可能涉及多种复杂的机制。体育运动可改变人类和动物血管平滑肌的功能特性。其中，与高血压相关的外周阻力血管平滑肌病理性的离子通道重塑的逆转也可能与运动训练引起的血压下降有关。据 Haskell 等的研究报道，与未经训练的受试者相比，长跑运动员冠状动脉对硝普钠的血管舒张反应更敏感。这种反应的增加可能是由结构差异或冠状动脉平滑肌细胞对硝普钠的敏感性增加。还有一些研究表明，体育运动可改变动脉血管平滑肌的特征，包括肌膜 K^+ 和 L 型 Ca^{2+} 通道的功能。

对动物模型的大量研究均显示，长期运动训练降低了心血管疾病的发生率和严重程度。4～5 个月的跑台运动训练可降低成年雌性小型猪冠状动脉对内皮素的 Ca^{2+} 敏感性和收缩反应。然而，很多研究也发现，运动训练的动物其动脉 Ca^{2+} 流入增强。这可能是由于运动诱导表面肌浆网中 Ca^{2+} 亲和力增加或 Ca^{2+} 缓冲系统增强，进而改善 Ca^{2+} 的卸载能力，从而保护肌丝免受强直性激活。因此，受过训练的动物的冠状动脉平滑肌似乎可以通过不同的方式维持对内皮素的持续反应，其中可能涉及肌膜 Ca^{2+} 循环功能的增强。

研究发现，有氧运动训练可以引起 SHR 大鼠肠系膜动脉 VSMC 中 $Ca_V 1.2$ 通道功能改变。长期的有氧运动可以减弱 WKY 与 SHR 之间 $Ca_V 1.2$ 通道生物物理特性和分子表达的差异，有效逆转高血压中 $Ca_V 1.2$ 通道功能重塑[81]。在对冠状动脉的研究中也发现，运动训练可增加冠状动脉血管中 $Ca_V 1.2$ 通道电流密度。在运动训练期间，电压门控 Ca^{2+} 通道密度的增加可能是冠状动脉循环功能和细胞适应性之间的关键联系机制。性别也可能会影响冠状动脉平滑肌细胞中的内向 Ca^{2+} 电流对运动训练的适应，其差异主要包括 PKC-βI、PKC-δ 和 PKC-ξ 的变化等。PKC 蛋白谱的性别差异可能和两性心血管风险模式的不同有关。

运动训练对血管张力的调节可能也涉及血管 K^+ 通道活性及其蛋白表达的变化。研究发现，运动训练的动物其冠状动脉对 K^+ 通道阻滞剂更敏感，如四乙铵、伊比（利亚）蝎毒素或 4-氨基吡啶。尽管运动可调控冠状动脉中的 K^+ 通道活性，但矛盾的是，训练对分离细胞中的 K^+ 电流特性或膜电位反应没有影响，这

表明 K^+ 通道激活的必要因素存在于完整动脉中（如拉伸或膨胀）。Brown 等在对进行 5 周的跑台运动的 SD 大鼠研究后发现，运动可以增加 K_{ATP} 通道蛋白的表达。另有研究表明，运动可以引起大鼠心室肌细胞 Kir6.1 基因的总体表达上调[82]，改变 K^+ 通道的结构和功能，使 K^+ 内流增加，引起细胞膜超极化，参与对心肌的保护，提示运动可能通过改变 K^+ 通道的结构和功能来提高 K^+ 通道的活性。但是，K^+ 通道在运动改善心血管功能方面的作用还有待进一步研究。耐力运动可防止糖尿病血脂异常猪冠状动脉发生 Ca^{2+} 释放与钙激活 K^+ 通道的补偿性耦合增加。此外，运动还可减轻糖尿病血脂异常引起的离体冠状动脉平滑肌细胞内 Ca^{2+} 调节功能的损伤。

五、氧化应激

运动对高血压的防治作用可能是由氧化还原状态的改善介导的。众所周知，运动可以预防动脉粥样硬化，但同时也会诱发氧化应激。这主要是由线粒体呼吸链效率低下和流体剪切应力增加所致。运动训练在诱发机体发生氧化应激的同时，还可导致各种组织中抗氧化防御机制上调。研究认为，习惯性体育活动可提高机体内在抗氧化能力，同时防止健康老年男性的脂质过氧化。

研究表明，运动可以改善高血压动物实验模型和原发性高血压患者的内皮功能。在血压正常的人类中，运动也显示出对心血管调控，特别是内皮功能的良性影响。虽然运动的抗高血压作用的机制尚未被完全阐明，但研究已表明，内皮依赖性血管舒张功能的改善主要是由血管 NO 生成的显著增加和 NO 清除减少介导的。这种内皮适应至少部分是由运动引起的剪切应力导致的[83]。因此，运动对内皮功能的改善作用，可能主要是通过减少氧化应激，引起 NO 生物利用度提高实现的。此外，促炎细胞因子可通过刺激 ROS 产生降低 NO 生物利用度，而运动可以使这些细胞因子的水平和表达正常化。

在对动物高血压模型和患有高血压的人类受试者的研究中均发现，内皮功能障碍与 ROS 的增加有关。高血压患者体内抗氧化清除剂（如 SOD、谷胱甘肽、维生素 C 和维生素 E）的含量显著下降。NADH/NADPH 氧化酶是血管壁中 ROS 产生的主要来源，在高血压大鼠中显著激活。研究还表明，抗坏血酸（维生素 C）可以恢复原发性高血压患者受损的内皮依赖性血管舒张功能。因此，ROS 产生的增加和抗氧化系统减弱可能导致高血压患者的内皮功能障碍。换句话说，由过量 ROS 产生引起的 NO 失活增强，而不是 NO 产生减少，可能在高血压的内皮依赖性血管舒张受损中起重要作用。在健康受试者中，低强度运动对心血管各项功能指标的影响非常小，包括氧化应激和内皮功能。12 周的高强度运动增加了氧化应激指标，如 8-羟基-2'-脱氧鸟苷的血浆浓度和丙二醛修饰的低密度脂蛋白的血清浓度均显著升高，同时还减弱了健康成年人的内皮依赖性血管舒张功能。在健康的生理条件下，人体不会产生过量 ROS。运动期间骨骼肌中氧摄取量的大幅度增加是导致 ROS 生成增加的关键因素。这些发现均表明，高强度运动会增加氧化应激。高强度运动引起的氧化应激增加则可减弱内皮依赖性血管舒张功能。研究发现，随着运动强度的增加，NO 的产生逐渐增加。NO 失活的抑制有助于改善高血压患者的内皮功能。尽管 ROS 增加可使 NO 失活，但这一效应可被增加的 NO 消除，进而维持内皮的正常功能。与 ROS 的产生相比，中等强度的运动可更大程度地引起 NO 生成的增加，从而增强健康受试者的内皮功能。

保护性的抗氧化机制非常复杂，且受多种因素调控。虽然运动训练会增加 ROS 生成，但运动训练也可以改善内皮功能。抗氧化防御系统在其中发挥了重要的作用，如 SOD、谷胱甘肽过氧化物酶和过氧化氢酶等，可清除脉管系统中的 ROS，从而抑制 NO 降解。血管细胞对氧化应激的敏感性受氧化应激程度和抗氧化防御能力之间平衡的影响。抗氧化酶 SOD 可迅速将超氧化物歧化为过氧化氢。目前，已确定的 SOD 有 3 种类型：Cu/Zn-SOD、Mn-SOD 和细胞外 SOD。稳定的层流剪切应力可上调内皮细胞中 Cu/Zn-SNO 和 Mn-SOD 的基因表达。运动训练可提高各种动物模型中主动脉血管内皮和平滑肌细胞中 SOD（如 Cu/Zn-SOD 和 Mn-SOD）的蛋白质水平和酶活性。生理水平的剪切应力可提高人主动脉内皮细胞中 Cu/Zn-SOD 的表达。耐力训练主要诱导 Mn-SOD，同时提高酶蛋白水平和骨骼肌纤维活性。长期运动训练可引起猪冠状动脉 SOD-1 mRNA 和蛋白质活性水平提高。而其他研究报告称，在暴露于剪切应力 24h 后，Cu/Zn-SOD mRNA 和蛋白质水平会提高。急性运动可增强动物 Mn-SOD、Cu/Zn-SOD 和过氧化氢酶的活性，而在老年动物中，只有 Mn-SOD 的活性会增强。运动还可增强肝脏、肾脏、骨骼肌和心脏中的谷胱甘肽过氧化物酶活性。运动通过改变流体剪切应力，激活血管 NADPH 氧化酶和 p22phox 表达，进而影响 NADPH 氧化酶活性，最终调节血管抗氧化酶基因表达水平[84]。在人类的脉管系统中，细胞外 SOD 约占总 SOD 的 50%。研究表明，3 周中等强度的运动会提高野生型小鼠的 eNOS 和细胞外 SOD 蛋白水平，但 eNOS 基因敲除小鼠的细胞外 SOD 蛋白水平没有显著变化，并且内皮源性 NO 对细胞外 SOD 蛋白水平的影响是由 cGMP/蛋白激酶 G

依赖性途径介导的。据报道，生理水平的剪切应力可上调培养的牛主动脉内皮细胞中的谷胱甘肽过氧化物酶 mRNA 水平和谷胱甘肽过氧化物酶活性。许多研究表明，运动可引起谷胱甘肽过氧化物酶和过氧化氢酶基因表达在各种组织中发生适应性变化，如骨骼肌、心肌和红细胞等。然而，这些研究均未发现运动后抗氧化酶活性的上调，包括 SOD 的活性。

有氧运动诱导的 Cu/Zn-SOD、Mn-SOD、细胞外 SOD、谷胱甘肽过氧化物酶和过氧化氢酶的上调可能通过抑制 NO 降解和 ROS 减少改善内皮功能（图 2-3）。然而，目前尚不清楚运动训练是否会改善抗氧化防御系统的功能。

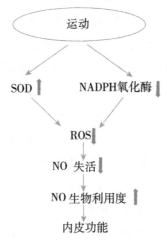

注：SOD 增加和 NADH/NADPH 氧化酶活性降低参与了 ROS 的减少，导致 NO 失活减少。NO 失活减少导致 NO 生物利用度提高。SOD：超氧化物歧化酶；ROS：活性氧；NADPH：还原型烟酰胺腺嘌呤二核苷酸磷酸。

图 2-3　运动训练通过提高 NO 生物利用度来改善内皮功能的推定机制[71]

NADH/NADPH 氧化酶是脉管系统中最重要的超氧化物来源。NADH/NADPH 氧化酶的失活可能有助于高血压患者有氧运动后内皮功能的改善。研究发现，16～19 周的运动训练可导致猪主动脉内皮细胞中 NADH/NADPH 氧化酶 p67phox 亚基的表达下降，而对 p47phox 没有影响。在对 SHR 的研究中发现，内皮功能障碍可能是由主动脉中 ROS 过量导致的，这一过程可能与 p22phox mRNA 表达上调和 NADH/NADPH 氧化酶活性增强有关。这些发现表明，有氧运动可能通过 NADH/NADPH 氧化酶失活而减少 ROS 的生成，进而改善内皮功能。

有氧运动可有效减少 ROS 的生成，并降低由此引发的相关疾病，包括高血压等心血管疾病的发病率[85]。有氧运动可通过提高抗氧化剂水平增强对氧化应激的适应。对糖尿病小鼠进行有氧运动后发现，eNOS 磷酸化改善，抗氧化酶表达升高。有氧训练的大鼠表现出血流量增加，内皮依赖性血管舒张功能改善。这与 eNOS 的上调有关，进而导致 NO 的生物利用度提高。此外，研究表明，12 周的适度有氧运动改善了高血压大鼠冠状动脉和阻力动脉的机械和功能特性。这种良性影响主要是由 eNOS 表达升高、NO 生物利用度提高和超氧化物水平降低引起的。

在人类高血压患者中的研究也支持上述结论。在未经治疗的高血压患者中，12 周的有氧运动显著增加了前臂血管对 ACh 的血流反应，并通过 ACh 刺激 NO 释放降低血压。在血压正常的受试者中，长期有氧运动也会增加 ACh 刺激的 NO 释放[86]。一般而言，运动的效果在已有心血管危险因素或疾病的受试者中最为显著。同样地，对代谢综合征患者的运动干预显示，其收缩压和舒张压显著降低。这与 2 型糖尿病患者进行 12 个月的有氧训练计划后，尿液氧化应激标志物 8-OHdG 水平显著降低的结果一致。有趣的是，尽管舒张压也受到影响，但有氧运动在降低收缩压方面具有更大的积极效果。

综上所述，这些研究表明，有氧运动可通过提高血管壁中 NO 的生物利用度，有效降低血压并改善原发性高血压患者的内皮依赖性血管舒张功能。这些发现表明，定期进行有氧运动有利于维持机体对氧化应激的抵抗力，是防治高血压的有效非药物治疗手段。

六、炎症

炎症在心血管疾病的发病机制中至关重要。在健康的年轻人中，12 周的高强度有氧训练可下调单核细胞的细胞因子[87]。一些研究表明，运动可通过抗炎作用促进心脏保护机制，这一作用可能具有时间依赖性。短时间运动会产生炎症反应，而长时间的运动训练会产生长期的抗炎反应。在对肥胖和超重人群的近40 项观察性研究中，有 2/3 的研究报道了炎症因子与健康之间存在反比关系。

定期运动可以预防与全身慢性轻度炎症相关的疾病。运动的长期影响可能是急性运动引起的抗炎反应的结果，这是由肌肉源性白细胞介素 IL-6 介导的。生理浓度的 IL-6 可诱导循环中的抗炎细胞因子生成，如 IL-1 和 IL-10 受体拮抗剂 IL-1ra，同时抑制促炎细胞因子的产生，如肿瘤坏死因子 TNF-α。此外，运动还可以防止 TNF 诱导的胰岛素抵抗。IL-6 是第一个报道的"肌肉因子"，可通过骨骼肌纤维收缩产生和释放，并在身体的其他器官中发挥作用。肌肉因子可能参与运动对健康的良性调节，并在预防与低度炎症相关的慢性疾病（如糖尿病和心血管疾病）方面发挥重要作用。

炎症在血管病变相关疾病进展的不同阶段中均发挥了重要作用。炎症标志物（如高敏 C 反应蛋白）可反映动脉粥样硬化的病变生物学状态。横断面和纵向研究均表明，体力活动以时间依赖性方式降低高敏 C 反应蛋白浓度。大量证据表明，体力活动与炎症反应物（如高敏 C 反应蛋白）的浓度成负相关[88]。即使是闲暇时间的体育活动（如步行、慢跑或跑步等），也会以分级方式降低高敏 C 反应蛋白浓度。Kohut 等的研究结果也支持这一结论，研究发现，60 岁以上老年人的长期有氧运动可降低血清炎症细胞因子，如高敏 C 反应蛋白、IL-6、IL-18 和 TNF-α 等。

TLR4 通路可能是体力活动抗炎作用的另一机制。研究发现，与对照组相比，经常参加体力活动的老年女性，其 TLR4 mRNA 表达显著降低。此外，McFarlin 等研究发现，TLR4 可能在调节炎性细胞因子产生及其与身体活动之间的相关性方面发挥作用。

七、血管收缩剂

血管舒张剂和血管收缩剂的平衡在血管张力的生理调节中也起着重要作用。Ang II 诱导的 NADH/NADPH 氧化酶激活是高血压中超氧化物的主要来源之一。研究表明，健康年轻男性在低、中或高强度有氧运动期间，以及高血压患者在中等强度运动期间，血浆 Ang II 水平不会发生改变。目前尚不清楚局部 Ang II 水平的降低是否有助于运动诱导的高血压内皮功能改善。

内皮素与动脉血管痉挛、心肌梗死和高血压的病理学密切相关，因此内皮素收缩反应的减弱可能具有重要的临床意义。研究表明，运动训练可减少缺血和再灌注（I/R）中阻力动脉内皮素介导的血管收缩。有研究发现，慢性有氧运动会降低血浆 ET-1 的浓度。但也有研究表明，运动对血浆 ET-1 的浓度没有影响。健康年轻男性在低、中或高强度有氧运动期间，以及高血压患者在中等强度运动期间，血浆 ET-1 的浓度没有发生显著变化。因此，运动训练降低循环血中 ET-1 水平的证据还有待考证。

尽管血管内皮对去甲肾上腺素没有分泌功能，但它也是一种主要的血管收缩因子。研究发现，长期有氧运动显著降低了高血压患者的血浆去甲肾上腺素浓度。这一发现与之前的研究结果一致，表明运动训练会降低循环血中去甲肾上腺素水平，并抑制动物模型和高血压患者的交感神经激活。定期运动可能通过减少去甲肾上腺素在保护内皮方面发挥重要作用，从而导致高血压患者 ACh 刺激的NO 释放增加。然而，研究发现，不同强度的运动对健康受试者血浆中去甲肾上腺素浓度的影响差异不大，但只有适度运动可增强健康受试者的内皮功能，低强度和高强度运动均未发现这一作用。因此，中等强度运动对 ACh 的血管舒张反应的影响与交感神经系统活动可能不具有显著的相关性，但运动训练可以通过减少血管收缩剂来增强内皮功能。

其他内皮依赖性血管扩张剂，如前列腺素和 EDHF，在运动引起的血管舒张中可能也发挥了重要作用。运动训练可通过增加 NO 和 EDHF 的生成，改善慢性冠状动脉闭塞后冠状动脉的内皮依赖性血管舒张功能。在对 SHR 的研究中也发现，慢性运动可诱导 NO 和 EDHF 增加，进而增强 ACh 诱导的血管舒张功能，但对前列腺素没有显著影响。服用前列腺素合成抑制剂后，运动诱发的血管舒张仅降低了 10%，表明前列腺素在运动诱发的血管舒张中的作用可能微乎其微。

八、微血管

一些研究认为，相对于 VSMC，运动训练在大动脉和阻力动脉中诱导的适应性反应在内皮细胞中更为明显。研究发现，运动训练可增加微血管平滑肌细胞对NO 的反应[89]，而在另一些研究中则没有观察到这一变化。在高强度上肢阻力训练的研究中发现，运动训练可引起糖化血红蛋白（glycated hemoglobin，HbA1c）水平降低。在长达 1 年的运动训练干预后发现，硝普钠诱导的皮肤微血管舒张功能改善。Hodges 等发现，24 周运动训练可增加绝经后肥胖妇女前臂皮肤血管对ACh 的血管反应性，而硝普钠诱导的血管舒张反应在第 36 周才开始有所改善。因此，运动训练的持续时间和运动强度可能会在一定程度上影响微血管内皮和血管平滑肌的适应程度。在人体研究中出现的不同结果可能与疾病的严重程度、运动方案和持续时间相关。

静息状态和骨骼肌收缩期间微血管氧分压降低，在运动开始时观察到的氧动力学减慢和骨骼肌血流量减少，部分原因可能是毛细血管灌注减少，即毛细血管内红细胞百分比降低，红细胞流量减少，单位肌肉的氧气输送减少。Hirai 等[90]研究发现，在健康大鼠中，递增负荷的中高强度下坡跑改善了骨骼肌收缩时的微血管氧合曲线，这一过程可能部分是通过 NO 机制介导的。此外，在慢性心力衰竭大鼠中也观察到类似的改善，但似乎不是通过 NO 机制介导的。健康大鼠的递增负荷的中高强度下坡跑增加了比目鱼肌和腓肠肌红肌纤维中柠檬酸合酶的含量；在慢性心力衰竭大鼠的运动训练研究中也发现了斜方肌中柠檬酸合酶含量的增加。在评估运动训练诱导的微血管适应机制时，必须考虑疾病状态，特别是在骨骼肌中。在人类中，中高强度有氧和阻力训练相结合可改善 2 型糖尿病患者的摄氧动力学，但这种训练方式是否可以恢复 2 型糖尿病诱导的微血管氧合或毛细血管灌注不足仍不清楚。在对运动员的长期观察中也发现，与阻力训练相比，有氧运动在增加毛细血管密度方面的效果更显著。这可能是因为抗阻运动往往会导致骨骼肌纤维肥大，而不会增加血管生成的速度。

中高强度有氧运动可增加老年人股外侧肌中毛细血管密度。高强度间歇训练与耐力训练似乎均可改善肌肉中毛细血管密度，但高强度间歇训练的效果可能优于耐力训练。中等强度耐力和高强度间歇训练对人类和啮齿动物毛细血管密度的改善作用与内皮功能的适应性相似，均可以纤维特异性方式发生。

运动训练可增加骨骼肌毛细血管密度和增强有氧工作能力，并改善葡萄糖耐量。如前所述，骨骼肌灌注增加会改善胰岛素介导的葡萄糖摄取，毛细血管密度与体内胰岛素敏感性相关。这些作用可能会通过增加灌注不足的毛细血管中的毛细血管血流量来改善。因此，从血管角度来看，运动训练可能通过增强微血管对胰岛素的反应来改善胰岛素信号传导，使微血管密度下降，增加毛细血管血流量，进而增加毛细血管灌注。

九、交感神经活动

交感神经活动增强是高血压的标志性特征。交感神经活动及其释放的去甲肾上腺素可介导血管收缩并增加血管阻力。中枢交感神经释放或循环血中的去甲肾上腺素的减少会减弱血管收缩反应，并导致血压降低。在某些研究中发现，与血压正常的受试者相比，高血压受试者的肌肉交感神经活动增强。训练可能会降低高血压患者的交感神经活动。此外，研究表明运动训练可以增强交感神经活动的压力反射调控。

尽管支持训练后交感神经活动降低的证据有限，但研究发现，训练后血浆去甲肾上腺素水平降低。耐力训练后血浆去甲肾上腺素的减少可能是其释放减少的结果，而与去甲肾上腺素的清除率无关，这表明训练可引起交感神经活动下降。在老年轻度高血压受试者的研究中发现，训练引起的血压下降与去甲肾上腺素释放率降低有关。交感神经突触处去甲肾上腺素释放的减少可能是训练促进血管阻力减小的重要机制。也有研究报道，总血浆去甲肾上腺素水平的降低可能主要是由肾脏中去甲肾上腺素溢出的减少导致的。然而，相关的肾血管阻力下降不足以解释运动训练的降压作用。与抑制肾交感神经相关的其他作用可能对降低训练后的血压起作用，如减少肾素释放。

血管适应可能有助于降低训练后的血压。训练后血管对去甲肾上腺素 α 肾上腺素受体刺激的反应减弱。慢性运动可以减弱 SHR 的 α 肾上腺素受体的血管收缩反应。训练可降低人类的 ET-1 水平。动物研究报告称，训练后血管对 ET-1 的敏感性显著降低。因此，运动训练会改变血管对两种有效血管收缩剂（去甲肾上腺和 ET-1）的反应性。

高胰岛素血症和胰岛素抵抗与高血压和交感神经系统的激活有关。运动训练提高了胰岛素敏感性，这可能是交感神经活动减弱和血压降低的重要机制。最近一项针对高血压受试者的研究表明，运动训练后静息血压和血浆去甲肾上腺素的降低与胰岛素敏感性的提高之间存在密切关联。训练诱导的肌肉适应似乎在减弱胰岛素介导的交感神经激活方面发挥了重要作用。

最后，交感神经活动增强与动脉壁增厚有关。因此，训练引起的交感神经活动减弱可能有助于预防与高血压相关的血管重塑。

十、血管结构

大量研究证据表明，运动训练可引起肌肉中的血管结构变化，其中包括血管重塑（即已存在的动脉和静脉的长度、横截面积和直径增加）和血管生成（即新血管生长）。目前，关于训练对小动脉的大小及其数量的影响的研究还不充足。在耐力训练的大鼠中，斜方肌的小动脉密度增大。在对正常血压大鼠和 SHR 研究中发现，运动训练可减少大鼠后肢毛细血管前血管阻力。因此，训练引起的血管结构改变（即肌肉前毛细血管数量增加）会增加阻力血管腔的总横截面积，这可能是运动减少外周阻力和降低静息血压的机制之一。

相对于未经训练的对照组，耐力训练受试者大动脉的管腔直径显著增加。最近的一项纵向研究也证实了这一结果[91]。此外，运动组内膜中层厚度和内膜中层厚度/腔比减小。横向和纵向研究均表明，在血压正常的受试者中，运动训练可显著改善动脉顺应性。然而，短期有氧训练似乎对高血压受试者收缩期的大动脉顺应性没有影响。总之，训练引起的血管重塑可能有助于运动的抗高血压作用，但仍需要验证性研究数据的补充。

运动对血管生成具有强烈的刺激作用，并能够显著改善毛细血管功能。此外，运动可通过血管舒张剂扩张动脉血管的管腔，增强血流动力。这些运动适应是通过血管重塑实现的，可分为两个主要过程：一是毛细血管密度增加，即血管生成的过程，可有效改善血液和组织之间的交换特性；二是现有血管的扩张，可增加下游血管的血流量。

运动训练引起的健康受试者的血管形态变化与初始血管大小密切相关。运动训练引起的血管数量增加，即血管生成，似乎主要发生在直径小于 40 mm 的毛细血管和阻力小动脉中，在大动脉中未发现这一现象。

运动训练引起的毛细血管密度增加可能会对老年人的心脏产生良性影响，毛细血管网重塑可更好地维持心肌内的氧气和能量底物的供应。VEGF 作为一种有效的内皮细胞衍生物，是动物和人类血管生成过程中的主要内在刺激因子。VEGF 可激活血管生成信号级联反应，从而激活与血管生成相关的 Akt 和 eNOS 信号通路。此外，NO 还可调节 VEGF 基因表达。几项横断面和纵向临床研究表明，耐力运动训练可导致毛细血管密度和纤维比增加。运动训练可在一定程度上逆转衰老导致的大鼠心脏 VEGF 血管生成信号级联反应的下调。在 Iemitsu 等的一项研究中发现，老年大鼠心脏的毛细血管密度显著小于年轻大鼠，而运动训练可导致老年大鼠心脏血管生成恢复正常。在安静组老年大鼠心脏中，VEGF 受体（包括 fms 样酪氨酸激酶-1 和胎肝激酶-1）的表达降低，运动后可得到显著改善。有趣的是，运动会提高外周动脉疾病患者血清和循环内皮祖细胞的 VEGF 水平。对慢性心力衰竭患者的研究发现，8 周训练可使柠檬酸合酶活性增加 46%，这一变化伴随着 VEGF mRNA 和蛋白质水平的提高。运动训练引起的 VEGF 基因表达升高是运动诱导血管生成的重要介质，对慢性心力衰竭患者运动的适应性改善发挥了重要作用[92]。

运动诱发血管生成的可能途径包括两个方面，一是由内皮细胞分裂诱导现有血管形成新血管；二是通过骨髓来源的内皮祖细胞和单核细胞或巨噬细胞来源的血管生成细胞诱导新血管生成。研究表明，身体活动可以改善健康受试者及有心血管疾病患者的内皮祖细胞的动员。

内皮抑素是一个 20 kD 的胶原蛋白 XⅧ 的 C 端降解产物，是一种细胞外基质蛋白，由基质金属蛋白酶和弹性蛋白酶裂解细胞外基质产生。Gu 等的一项研究发现，运动会显著增加健康受试者的循环内皮抑素，其增加程度与峰值耗氧量有关。内皮抑素的有效抗血管生成作用是由内皮细胞的多种作用介导的，比如内皮抑素抑制细胞增殖和迁移，以及刺激细胞凋亡等。此外，耐力训练（如跑步或骑自行车）可降低 50～60 岁肥胖男性血浆中内皮抑素的浓度，发挥抗血管生成作用。

高血糖会降低促血管生成蛋白（VEGF-A、VEGF-B、neuropilin-1、VEGFR-1 和 VEGFR-2）的 mRNA 水平，提高抗血管生成蛋白（血小板反应蛋白-1 和视网膜母细胞瘤样 2）的 mRNA 水平，使毛细血管密度减小。促血管生成过程和抗血管生成过程平衡的失调可能是血糖升高引发心血管疾病风险显著增加的原因之一。耐力训练可以缓解这一过程，但不能完全逆转这种血管损伤。运动训练对血管生成相关基因 mRNA 水平的上调作用可能是改善心血管疾病患者血管功能的机制之一。

运动训练可以增加大动脉、小动脉和传导型动脉的直径。运动引起动脉生成的发生是毛细血管变化的一个重要方面。动脉生成的诱导似乎是一种重要的血管适应。动脉生成可诱导大传导动脉的形成，进而代偿闭塞动脉的功能丧失。动物研究和临床观察发现，定期体育锻炼与冠状动脉管腔直径增加之间具有显著的相关性。

第二节　妊娠期运动与子代血管功能

简单的身体活动会引起新陈代谢和其他器官系统功能的变化，从而产生相比于安静状态下更高的能量消耗。在运动过程中，肌肉需要消耗能量，增强收缩。储存的能量（如 ATP、磷酸肌酸、葡萄糖、自由脂肪酸等）根据运动的持续时间和强度被调动进入肌肉中代谢[93]。同时，运动还能引起血液中营养、激素水平的变化，影响大脑活动的神经传入冲动的变化，包括下丘脑的功能，这些变化都能调控体重和能量代谢。此外，运动可增加副交感神经张力，降低交感神经活动，改善心血管和呼吸功能，减轻压力和紧张对身体的影响，改善身心健康，增加压力敏感性并减少化学物质激活，降低高血压患者的 SBP、DBP、MAP，改善心率变化。最近的流行病学研究表明，适度的体育锻炼可降低心血管疾病的发病率和死亡率。定期身体活动可显著降低心血管疾病的患病风险，如高血压、糖尿病、肥胖和高胆固醇血症。据报道，适度运动可通过增加健康受试者的 NO 生成来增加内皮依赖性血管舒张。

妊娠期运动同样对母亲的身体健康产生许多有益的影响。例如，改善健康状况，降低超重或肥胖的发生率，降低妊娠糖尿病的风险，以及更好的产后恢复。美国妇产科医师学会建议，孕妇每天至少进行 30min 的中等强度运动。《中国人群身体活动指南（2021）》同样建议在妊娠和产后每周至少进行 150min 的中等强度有氧运动。

有报道称，美国和挪威有超过一半的孕期妇女在妊娠期进行身体活动。研究显示，妇女在妊娠期运动可显著降低先兆子痫、高血压、妊娠期糖尿病、超重、自然流产、先天畸形、早产、流产等风险，增加胎儿正常生长发育的概率。发育起源假说表明，子宫环境的影响可编程胎儿器官发育，这对于胎儿出生后到成年的身体健康具有一定的意义。有趣的是，妊娠期运动对后代的代谢特征的改善不仅限于体重正常的健康母亲所生的后代，这些改善作用也可见于妊娠期营养不良或肥胖母亲的后代[94]。越来越多的证据表明母亲运动对子代安全有效，妊娠期运动的母体可改善子代的身体健康状况，在一定程度上延缓疾病的发生和发展，比如糖尿病等。

不良的妊娠环境和出生体重会形成 U 形关系，妊娠期营养不足母亲的子代出生时体重低，妊娠期过度营养母亲的子代出生时体重高，两者均会增加子代成年后疾病的患病风险。最近，有研究表明，与妊娠期食用低蛋白饮食的安静组后代相比，妊娠期低蛋白饮食运动组母鼠的后代生长发育和葡萄糖稳态得以改善。这些数据表明，母体运动可以减轻低蛋白饮食对后代代谢损伤的影响。在对妊娠期肥胖母亲的子代研究中发现，妊娠期运动可显著降低子代的脂肪含量，瘦体重百分比增加；但这种身体成分的良性改变仅在雄性子代中发现，妊娠期运动并未显著改善雌性子代的身体成分。同时发现，与安静组所生的后代相比，妊娠期母亲运动可以增加子代骨骼肌（小鼠和大鼠）和脂肪组织（小鼠）中胰岛素刺激的葡萄糖摄取，并减少心脏组织（大鼠）的摄取[95]。母体运动可通过增加后代的瘦体重和降低脂肪质量百分比来改善后代的代谢功能。

妊娠期运动可上调葡萄糖转运蛋白 4、白介素 6、肿瘤坏死因子 α 及过氧化物酶体增殖物激活受体 γ 共激活因子 1-α（peroxisome proliferator-activated receptor gamma coactivator 1-alpha，PGC-1α）的 mRNA 表达[96]，降低由母亲肥胖引起的子代新陈代谢紊乱，葡萄糖耐量下降，血清胰岛素和体脂百分比增加，改善胰岛素或葡萄糖代谢，保护后代的代谢功能免受妊娠期母体高脂饮食的不利影响，促进肥胖的内分泌周期，改善后代的代谢特征。另有研究表明，妊娠期运动会预防子代瘦蛋白增加，并在一定程度上抵抗甘油三酯升高。

妊娠期运动对糖尿病母亲及其子代的身体功能也有显著的改善作用。有研究报道，运动可以降低女性妊娠期糖尿病的发生率。在对妊娠期糖尿病妇女的研究中显示，抗阻运动可以有效地保持其机体的正常血糖水平[97]。在动物实验中发现，妊娠期的运动能够改善糖尿病母鼠循环血中自由脂肪酸和甘油三酯的水平。同时，妊娠期运动也会减少母体输送给胎儿的葡萄糖含量。胚胎发育阶段葡萄糖利用率的变化对子代今后的身体功能健康具有长期影响，使机体对葡萄糖变化的敏感性提高。有研究报道，自主运动对妊娠期正常喂养的孕鼠的成年子代的葡萄糖和胰岛素耐量有积极影响[98]。与安静组相比，妊娠期运动组大鼠的子代胰岛素敏感性显著提高。在小鼠和大鼠中均观察到妊娠期运动对胰岛素敏感性的有利影响，这表明该现象不是物种特异性的。Vanheest 和 Rodgers 在以链脲霉素诱导的糖尿病大鼠模型中发现，20m/min 的跑台运动可以改善妊娠期糖尿病大鼠子代的葡萄糖耐受度。对妊娠期运动大鼠的子代口服葡萄糖后发现，其葡萄糖处理能力相对于妊娠期不运动大鼠的子代显著改善。此外，也有研究显示，孕前和妊娠期运动对糖尿病母鼠的胎儿体重和形态发育有积极的影响。与人们的认知相反的是，妊娠期运动对糖尿病母体和子代所起到的作用较孕前运动更大。Vanheest 等的研究发现，仅在孕前运动，妊娠期停止运动的糖尿病母鼠的幼崽相对于孕前与孕期不间断运动的糖尿病母鼠的幼崽，其存活率大大降低，且 2/3 出现畸形。这可能是由于运动暂停和糖尿病共同作用，导致母体葡萄糖和脂质动态平衡失调。

很多研究支持妊娠期环境可以影响胎儿心血管健康的观点。数据显示，在妊娠 36 周时，妊娠期母体运动会降低胎儿 HR 并增加 HR 变异性[99]。妊娠期母体运动可以促进胎儿中枢神经系统，特别是自主神经系统和脑干的成熟，对后代的心血管功能发展有保护作用。除此之外，妊娠期母体运动同样有利于子代血管健康和血管系统的表型变化。研究表明，妊娠期运动可显著改善雌性子代的胸主动脉内皮细胞功能，这可能与胎儿胸主动脉的血流量增加和 NO 的生物利用率提高有关。这些研究结果表明，妊娠期运动可能是最早改善后代心血管健康的干预措施。

传统的观念通常认为，当妊娠期发生高血压时，应禁止参加运动，以防止对胎儿和孕妇产生潜在的不良后果。但是，相关研究表明，妊娠期坚持进行规律适宜的运动，不会对子代的身体健康产生不良影响。Rochal 等[100]研究显示，适宜的运动可以使妊娠期高血压母鼠的血压相对于安静组大鼠显著降低。开始于孕早期的适宜强度的有氧运动会降低高血压对胎儿的不利影响，增强胎盘功能，使胎盘内血管增多，改善子宫内营养分配，保证慢性高血压母体胎儿的正常发育。在运动的过程中，母体血液循环中的氧气浓度增加，促使胎儿摄取氧气的能力提高，并且长期运动能够增加血管生长因子及血管舒张因子的释放，包括腺苷、乳酸等。近来的一些研究也显示，运动训练能够提高胎盘的血管生成，增加胎盘血流。但是，Blaize 等[101]对 SD 妊娠期大鼠的研究发现，妊娠期大鼠的自主运动对子代血管内皮功能并没有显著影响。并且，NO 的舒血管效应也没有明显变化，原因可能是大鼠自主运动强度达不到刺激母鼠及其胎儿的心血管功能产生适应的程度。但与此不同的是，妊娠期运动可能会改善血管平滑肌功能，对成年子代股动脉血管平滑肌舒张起到潜在的预调作用。

第三章

表观遗传学对高血压血管功能的调控作用

血管系统从生理状态到病理状态的转变涉及多种机制。其中，表观遗传机制，如翻译后修饰、组蛋白修饰、DNA 甲基化和 miRNA 等起着不可或缺的作用。虽然高血压等心血管疾病风险具有一定的遗传性，但环境因素的作用不可忽视。过去的传统观念认为，心血管疾病的发生多归因于多个蛋白质编码基因的遗传变异。早期研究发现，在全基因组中，有 46 个基因的显著位点与血管病变相关，但它们与遗传的相关性仅占 10%，这表明还有其他因素在其中发挥了重要作用，即在不改变 DNA 序列的情况下，改变基因的表达水平与功能，并产生可遗传的表型。高血压受多种表观遗传机制调控，这些机制可以以复杂的方式相互作用调节基因表达和血管病变。

第一节　表观遗传学概述

环境在疾病易感性和发生发展过程中发挥了至关重要的作用。但环境又是如何参与这个过程的呢？为了解释这个问题，人们提出了表观遗传学的概念。"表观遗传学"一词最初由 Waddington（1942）提出，他将遗传特征转化为可视化表型的分子和生物学机制，其中包括基因型和表型的概念。表观遗传学是指在不改变 DNA 序列的情况下，通过不同的修饰方式改变基因的表达水平与功能，并产生可遗传的表型[102]。相同的基因组可以提供不同的表型性状，而其核苷酸序列不会有任何改变。改变细胞的表观遗传环境似乎比改变其遗传物质更容易。从这方面来看，表观遗传学也可作为环境和遗传学之间的转换器。表观遗传学的调控模式主要包括 DNA 甲基化、组蛋白修饰和 miRNA 调控等[103]。这些机制负责表观遗传沉默的启动和维持，以及基因表达谱的调节，是一系列细胞过程的调控基础。

一、DNA 甲基化

目前，DNA 甲基化是一种特征明确且研究深入的表观遗传修饰，可追溯到 1969 年 Mahler 和 Griffith 的研究，他们证实 DNA 甲基化可能在长期记忆的功能中发挥重要作用。DNA 甲基化作为人类研究最广泛的表观遗传修饰，是表观遗传学的重要内容之一，在基因活性和核结构的控制中起着至关重要的作用，调控从胚胎发育到老年的整个生命进程的基因表达，并决定疾病发展过程中的分子和细胞的动态变化。DNA 甲基化是指通过 DNA 甲基转移酶（DNA methyltransferase，DNMT）的催化，将甲基转移到 DNA 碱基序列的 CpG 二核苷酸 5' 端的胞嘧啶碳原子上，使之变为 5' 甲基胞嘧啶的过程[104]。C5-甲基胞嘧啶（5mC）是第一个被发现的表观遗传标记，其他已知的 DNA 修饰包括 N6 位腺嘌呤甲基化（6mA）和 5mC 的氧化衍生物，包括 C5-羟甲基化（5hmC）、C5-甲酰胞嘧啶（5fc）、C5-羧基胞嘧啶（5caC）等。

DNA 甲基化通常发生在 CpG 二核苷酸的胞嘧啶处。这些位点在人类基因组中并非随机分布。其中，富含 CpG 位点的区域被称为 CpG 岛，长度至少为 200 bp，并且在整个进化过程中保守性大于 55%。DNA 甲基化模式最显著的特征是 CpG 岛的存在[105]。根据序列的计算分析预测，人类基因组约有 29 000 个 CpG 岛。早期的研究估计约 60% 的人类基因与 CpG 岛相关，其中绝大多数在发育的各个阶段和组织类型中都处于未甲基化状态。由于许多 CpG 岛位于具有组织限制性表达模式的基因上，因此即使它们的相关基因处于沉默状态，CpG 岛也可以保持无甲基化状态。在发育过程中，有很重要的一部分 CpG 岛被甲基化，使相关基因的启动子稳定沉默，这种发育程序化的 CpG 岛甲基化参与基因组印记和 X 染色体失活。从头甲基化事件发生在生殖细胞或早期胚胎中，表明从头甲基化在这些阶段特别活跃。然而，有证据表明，从头甲基化也可以发生在成年体细胞中。在衰老或癌症患者体内，某些组织细胞中大部分 CpG 岛可发生渐进式甲基化。

发生在胞嘧啶残基处的甲基化可以被 DNMT 催化和维持，DNMT 在转录因子的沉默、防御内源性逆转录病毒基因的表达和抑制转座因子方面发挥重要作用。在 DNA 复制过程中，DNMT 将甲基添加到胞嘧啶的 C-5 位置，从而有助于从头 DNA 甲基化的发生。5'-CG-3'（CpG）中发生的甲基化很容易自发地脱氨基成为胸腺嘧啶，而未甲基化的 CpG 可以转化为尿嘧啶。人类基因组中 CG 对的预期数量约为 20%。由于甲基化 CpG 位点的高突变率，观察到的数量通常低于预期数量[106]。

在 DNMT 家族中，目前已报道具有甲基转移酶活性的包括 DNMT1、DNMT2 和 DNMT3。其中，DNMT1 主要负责在 DNA 复制和细胞分裂过程中维持 DNA 甲基化模式，并且具有从头 DNMT 活性。DNMT3 包括 DNMT3A、DNMT3B 和 DN-MT3L，介导 DNA 的从头甲基化，并导致早期发育过程中的新的甲基化模式[107]。哺乳动物中的胞嘧啶去甲基化主要由 10 - 11 易位甲基胞嘧啶双加氧酶（ten-eleven translocation methylcytosine dioxygenase，TET）家族介导，包括 3 个成员（TET1、TET2 和 TET3）。最初研究发现，甲基化的 CpG 岛可以被 TET 家族酶通过碱基切除修复途径氧化，使 5mC 氧化为 5-羟甲基胞嘧啶（5-hydroxylmethylcy-tosine，5hmC），导致主动去甲基化，使基因重新被激活。5mC 到 5hmC 的转化是哺乳动物 DNA 主动去甲基化的第一步。后来的发现表明，TET 蛋白可以通过迭代机制影响逐步将胞嘧啶氧化，以产生 5-甲酰胞嘧啶（5-formylcytosine，5fC）和 5-羧基胞嘧啶（5-carboxylcytosine，5caC），从而扩大 DNA 甲基化的表观遗传范围[108]。

DNA 甲基化模式可以受各种生理刺激的影响而发生动态改变，包括饮食、毒素接触、运动等[109]。这些变化是由 DNMT 的活性改变与 DNA 主动去甲基化的变化引起的，涉及羟基化、脱氨基和氧化对甲基化胞嘧啶的顺序修饰。之后，碱基被 DNA 修复机制取代。这些过程分别由 TET、激活诱导的胞嘧啶脱氨酶 AID、载脂蛋白 B mRNA 编辑酶组分 1 APOBEC 和碱基切除修复酶介导。响应一系列生理刺激的 DNA 甲基化模式的动态变化被认为是生理适应和疾病病理学的重要组成部分。

二、组蛋白修饰

组蛋白是负责维持染色质结构的重要蛋白质，并在基因的动态和长期调控中发挥作用。组蛋白修饰可导致染色质结构发生变化，使其具有"活性"（常染色质），从而使 DNA 可与转录因子结合。而在"非活性"状态下（异染色质），DNA 无法与转录因子结合。因此，组蛋白也是表观遗传学的关键参与者。核心组蛋白主要是球状的[110]，由两个不稳定的二聚体 H2A 和 H2B，以及一个 H3 和 H4 的四聚体组成，由 147 bp 的 DNA 包裹形成核小体[111]。其中，组蛋白 H1 被称为连接子组蛋白，它不构成核小体的一部分，但与接头 DNA 结合。组蛋白复合物促进基因组 DNA 的凝聚并对转录后修饰产生影响[112]。在组蛋白尾部的保守赖氨酸上发生一些修饰，如乙酰化、甲基化、泛素化、磷酸化、类泛素化和部分氨基酸的核糖基化，从而激活或抑制基因表达。功能上，每个组蛋白修饰模式对相应核小体的转录潜能有不同的影响。一般来说，组蛋白乙酰化可激活基因转录，而去乙酰化则相反；组蛋白甲基化可使基因沉默，抑制基因转录。

调控组蛋白共价修饰平衡的酶主要包括组蛋白乙酰转移酶（histone acetyltransferases，HAT）和组蛋白脱乙酰酶（histone deacetylases，HDAC），以及组蛋白甲基转移酶（histone methyltransferases，HMT）和组蛋白脱甲基酶（histone demethylase，HDM）[113]。HAT 和 HDAC，以及 HMT 和 HDM 精确调控共价组蛋白平衡（图 3-1）。这些酶可改变染色质的构型并调节基因表达。根据修饰的残基或添加的部分，这些修饰可能具有相反的效果。例如，H3 赖氨酸 4（H3K4）的甲基化是活跃转录 DNA 的标志，而 H3 赖氨酸 9（H3K9）的甲基化与基因表达受抑制有关。

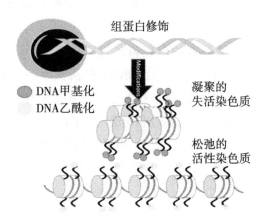

注：组蛋白修饰形式的翻译后变化可通过控制染色质动力学影响基因表达。其中，组蛋白甲基化通常与基因沉默有关，可以直接干扰转录因子的结合；而组蛋白尾部乙酰化可以通过将凝聚的染色质转化为更松弛的结构来增加转录因子与 DNA 的结合。

图 3-1　组蛋白修饰[104]

三、非编码 RNA 调控

除了 DNA 甲基化和组蛋白修饰，还有另一个独特的表观遗传调控系统。非编码 RNA 复合物与中性序列相比，具有显著的进化保守性[114]。非编码 RNA 在 mRNA 稳定性和翻译的转录后调节中的作用已得到公认。然而，一个分子参与转录后和翻译调节并不是将分子视为真正的表观遗传调节剂的充分基础。越来越多的证据表明，非编码 RNA（ncRNA）在各种生理和病理过程，以及对环境压力的反应中发挥着至关重要的作用。ncRNA 分为基础 RNA（即小核和核仁 RNA、核糖体 RNA）、调节 RNA（即微小 RNA，miRNA）、长链非编码 RNA（lncRNA）、Piwi 相互作用 RNA（piRNA）和小干扰 RNA（siRNA）。初级小 RNA（pri-miRNA）可被内切核糖核酸酶 Drosha 切割以产生前体 miRNA（pre-miRNA）。pre-miRNA 和双链 RNA（dsRNA）被内切核糖核酸酶 Dicer 切割以产生成熟的 miRNA 和 siRNA。研究已经证明，非编码 RNA 具有跨细胞和组织类型的表达模式，这些与细胞周期调节、先天免疫反应和干细胞多能性等细胞过程的蛋白质编码基因的模式相关。

研究已经报道了多种 miRNA 均会影响基因转录活性并可能参与表观遗传或遗传调控。miRNA 是一类非编码小 RNA，长度约为 22 个核苷酸。miRNA 可与单个或一系列信使 RNA（mRNA）互补，它不能被翻译成蛋白质，主要功能是以不同方式下调基因表达，包括 mRNA 切割、翻译失活和去腺苷酸化以产生有丝分裂可遗传的结果。内源性转录的 miRNA 的发现，增加了新的基因调控机制，miRNA 能够通过抑制靶 mRNA 表达调节转录后基因组。miRNA 主要通过结合 mRNA 的 3' 非翻译区（UTR）来抑制蛋白质合成。事实上，miRNA 对 30%～50%的基因组起调节作用[115]。

新出现的证据表明，miRNA 在细胞分裂、分化和发育中发挥着重要作用。miRNA 的异常与多种人类疾病有关，包括癌症、自身免疫性疾病和心脏病。因此，miRNA 作为临床生物标志物变得非常有用，并且已经开发出了相关的诊断工具，特别是在癌症领域。此外，miRNA 在许多生物系统中也起着至关重要的作用。比如心脏病学，通过对基因表达的调控，miRNA 在调节心脏功能或功能障碍方面发挥了重要作用，包括心律、心室壁完整性、收缩力和心肌细胞生长等。

第二节 DNA 甲基化对高血压血管功能的调控作用

在高血压发生发展的几种生物学途径中，DNA 甲基化是基因转录的重要表观遗传调节因素。最开始的研究多集中于全基因组 5mC 水平与高血压之间的相关性，不同程度的 DNA 甲基化与高血压的严重程度相关[116]。研究发现，外周血

5mC 水平降低与高血压严重程度之间存在相关性，表明全基因组 DNA 甲基化水平随着高血压严重程度的增加而降低。Kato 等对东亚、欧洲和南亚人种分别进行了研究，发现了与血压调节相关的 12 个位点的遗传变异，其中广泛涉及血管平滑肌（IGFBP3、KCNK3、PDE3A、PRDM6）和肾功能（ARHGAP24、OSR1、SLC22A7、TBX2）相关的基因。

随着研究的深入，人们还发现，除了 VSMC 和肾功能，DNA 甲基化还广泛涉及血管内皮细胞结构和功能重塑、RAAS 系统、炎症反应和氧化应激等一系列途径，研究的重点也逐渐转移到对特定基因的甲基化序列的探讨。

一、DNA 甲基化对高血压 VSMC 功能的调控作用

VSMC 通过调节血管张力在外周阻力调节中发挥着不可或缺的作用。自主神经活动及体液激素均可调节 VSMC 的收缩，导致血压变化。VSMC 在高血压的病理生理学中起着关键作用，具有显著的去分化能力，使其能够在收缩表型和增殖表型之间切换，以适应环境或压力的变化。在正常、健康的血管中，VSMC 的增殖和凋亡水平较低，并且能够收缩和维持血管张力。然而，在心血管病理情况下，比如高血压、动脉粥样硬化等，VSMC 由收缩型向增殖型转换，收缩功能受损。

VSMC 的蛋白质合成和基因表达可通过表观遗传机制进行转录控制。表观遗传机制可以调节 VSMC 的基因表达谱，各种研究证明，一些 VSMC 基因是通过 DNA 甲基化控制的。有趣的是，这些基因可能与 VSMC 的迁移、分化、表型转换以及血管疾病的进展有关。其中一些基因参与 VSMC 的分化并通过 DNA 甲基化进行调节，包括血清反应因子（serum response factor，SRF）、血小板衍生生长因子（PDGF）、ERα、ERβ 和 VSMC 特异性 SM22α。对新西兰兔的研究发现，内膜 VSMC 增殖可导致全基因组的整体 DNA 低甲基化。在 ApoE-/-小鼠病变和人类动脉粥样硬化病变的研究中也发现了基因组的低甲基化特征。据报道，在培养基中 VSMC 的增殖和表型转换过程中会发生 DNMT 活性降低和整体 DNA 低甲基化。细胞外基质的 DNA 甲基化会影响 VSMC 表型，VSMC 的表型转换会导致血管钙化。

DNA 甲基化抑制剂 5-AZA 处理培养的人血管 VSMC 后，基质金属蛋白酶-1（matrix metalloproteinase-1，MMP-1）的表达和蛋白质分泌升高[117]。此外，研究表明，5-AZA 可抑制 PDGF 诱导的气道 VSMC 的增殖和迁移，并增加细胞收

缩力。这些研究证明 VSMC 中 DNA 的低甲基化可使其迁移和增殖，最终引起血管病变。

有研究发现，含有 PHD 和无名指结构域 1（UHRF1）的泛素样基因是由 PDGF-BB 介导的 VSMC 去分化诱导的关键调节基因之一。UHRF1 可通过直接与 DNMT1 相互作用来抑制基因表达。UHRF1 通过与半甲基化 DNA 特异性结合，将 DNMT1 募集到这些 DNA 位点，从而在维持 DNA 甲基化方面发挥重要作用。

SOD2 是铁/锰 SOD 家族的成员，是一种线粒体酶，可催化超氧化物歧化为过氧化氢和双原子氧，过氧化氢的减少可导致 HIF-1α 的常氧激活，上调 PDK 和 glut 表达以及诱导 VSMC 增殖，并抑制 Kv1.5 通道功能和表达，在血管功能调控中发挥关键作用。在大鼠肺动脉高血压模型中发现，编码 SOD2 的基因甲基化水平升高，进而导致肺动脉 VSMC 中 SOD2 蛋白表达显著降低，这种表观遗传机制是通过 DNMT1 和 DNMT3B 表达升高所介导的。组织特异性、甲基化诱导的 SOD2 缺乏可导致 VSMC 的增殖，细胞凋亡水平下降，同时也削弱了氧化还原信号[118]。

TET2 作为 DNA 去甲基化途径中的关键酶，是血管平滑肌可塑性的主要调控因子，在 VSMC 中高度表达。TET2 敲低可导致心肌蛋白（myocardin，MYOCD）、SRF 和肌球蛋白重链 11（myosin heavy chain 11，MYH11）等收缩标志物的表达降低以及增殖标志物如 kruppel 样因子 4（kruppel like factor 4，KLF4）和肌球蛋白重链 10（myosin heavy chain 10，MYH10）的表达升高，而 TET2 过表达则恢复了收缩标记，并抑制了合成基因，表明 TET2 是 VSMC 功能调控中的重要开关。重要的是，研究已经表明 TET2 可与 MYOCD、SRF 和 MYH11 的启动子结合，提示其在收缩基因去甲基化中的作用。

二、DNA 甲基化对高血压血管内皮细胞功能的调控作用

在内皮细胞分化过程中，全基因组 DNA 甲基化模式发生显著的变化，表观遗传标记对终末分化细胞的基因表达和功能具有稳定调控作用。在不同的血管床上，根据结构和功能的不同，内皮细胞具有不同的亚型表达，其差异受表观遗传 DNA 甲基化的调节。在高血压等心血管疾病病变过程中，内皮细胞的差异表达也受 DNA 甲基化的调节，进而引发内皮功能障碍。

研究发现，DNMT 受血流剪切应力调节，进而调控内皮基因表达和功能以及内皮功能障碍。KLF4 是内皮功能的关键介质，可在单向流动中维持抗炎作用和

静息状态下的内皮细胞功能。在对猪主动脉和培养的人主动脉内皮细胞研究中发现，血流可通过 DNMT3A 介导的 DNA 甲基化调节内皮 KLF4 转录[119]。血流紊乱可上调 DNMT3A 的表达，进而诱导 KLF4 启动子超甲基化，从而降低 MEF2 与启动子的结合并最终抑制 KLF4 转录，这种方式可被 DNMT 抑制剂 5-Aza 和 RG108 逆转。此外，RG108 处理可逆转血流紊乱引起的下游 KLF4 靶标 eNOS 和血栓调节蛋白（thrombomodulin, TM）的丢失，以及 MCP-1 的过度表达。在分离的猪主动脉内皮细胞中发现，血流紊乱可诱导 KLF4 启动子中 MEF2 结合位点的高甲基化。

HoxA5 是机械敏感转录因子，可调节各种内皮功能，如迁移、血管生成和炎症等。同源盒（Hox）基因高度保守，可受 DNA 甲基化调控。Hox 家族成员通过协调基因表达、细胞外基质和整合素的变化与血管重塑、血管生成和高血压等心血管疾病病变有关。

此外，血流异常可诱导 DNMT1 表达升高，进而引发血管内皮炎症反应。施加 DNMT 抑制剂可在一定程度上恢复血管内皮的结构和功能。血流动力学改变可通过 DNMT1 高表达促进对血流敏感的基因（包括 HoxA5）的高甲基化，促进炎症的发生。

三、DNA 甲基化对高血压肾素-血管紧张素-醛固酮（RAAS）系统的调控作用

众所周知，RAAS 系统是血压生理调节不可或缺的激素系统，在高血压的发展中起着至关重要的作用。因此，RAAS 对表观基因组的调控作用及其影响已在高血压模型中得到广泛研究。

RAAS 系统是目前研究最多的系统，在高血压发生中起着重要作用[120]。RAAS 系统是一种生化的激素级联反应，调节心血管系统的正常生理功能。实验证据表明，RAAS 在胎儿编程性高血压中发挥重要作用。Ang Ⅱ 是 RAAS 系统最重要的活性物质，其受体包括 1 型（AT1）和 2 型（AT2），是 RAAS 的必要组分，并且负责血管紧张素的信号转导。AT1 受体由亚单位 AT1a 和 AT1b 组成[121-122]。AT1 受体的激活主要通过介导 Ang Ⅱ 对肾血管系统的作用来促进高血压的发展。有研究表明，与其对照组 WKY 大鼠相比，SHR 由 Atgr1α 编码的 Ang Ⅱ1α 受体（AT1aR）显著增加，这可能是造成高血压的原因。Fang 等人研究发现，SHR 大鼠的 AT1a mRNA 和蛋白质的表达上调，可能与 AT1a 启动子的低甲基化相关[123]。

此外，研究还发现，母体低蛋白饮食大鼠的子代肾上腺中 Ang Ⅱ 1β 型受体（AT1bR）基因（Atgr1β）启动子区域出现低甲基化，并在高盐摄入后出现高血压。在另一项小鼠研究中也观察到了类似的效果，蛋白质缺乏会降低 Ang Ⅰ 转化酶基因（Ace-1）启动子区域的甲基化，该基因可将 Ang Ⅰ 转化为活性 Ang Ⅱ，最终导致高血压。ACE 抑制剂可引起 DNA 甲基化模式在全基因组下调，并导致血压降低。缺氧会导致内皮细胞中 AGT 和 ACE1 的 DNA 甲基化水平降低，从而导致血压升高和心率减慢。

羟基类固醇脱氢酶 – 11β2 酶（hydroxysteroid dehydrogenase – 11β2 enzyme，HSD11B2）可将皮质醇降解为具有生物学惰性的可的松。血液中的皮质醇浓度比醛固酮高 2～3 个数量级，醛固酮是 RAAS 系统中的关键盐皮质激素。尽管皮质醇和醛固酮结合盐皮质激素受体的亲和力差别不大，但盐皮质激素靶组织中的 HSD11B2 酶可将皮质醇降解为可的松，从而确保醛固酮能够与盐皮质激素受体结合。在正常情况下，HSD11B2 可通过使皮质醇失活为可的松，使醛固酮通过钠的重吸收发挥调节作用。因此皮质醇只有在没有这种酶的情况下才有作用。HSD11B2 基因启动子的高甲基化会损害 HSD11B2 介导的皮质醇降解为可的松，导致四氢皮质醇与四氢可的松的比率发生改变。盐皮质激素靶组织中的高浓度皮质醇能够调节肾脏对钠的重吸收，并最终调节动脉压。HSD11B2 启动子的超甲基化也可能导致明显的盐皮质激素过量。

四、DNA 甲基化对高血压血管炎症的调控作用

低密度脂蛋白（LDL）处理的上皮细胞的 KLF2 启动子区甲基化水平显著升高。KLF2 的抑制可诱导炎症的发展。DNMT 抑制剂诱导低甲基化并对 KLF2 产生影响。KLF4 的启动子可以被过度表达的 DNMT3A 甲基化，导致 KLF4 的下调和血管炎症。此外，冠状动脉疾病的 DNA 甲基化谱的特征是整体 DNA 高甲基化，从而引发炎症过程。小鼠动脉粥样硬化模型显示 5-Aza 可缓解动脉粥样硬化。

此外，TLR 会导致慢性炎症，这一机制在高血压的发展中也发挥了重要作用。TLR2 启动子 CpG6 处的低甲基化与炎症免疫反应升高密切相关，进而引起全身性高血压风险增加。值得注意的是，环境因素，例如饮酒和吸烟等，与特定 CpG 岛之间的重要联系也是高血压的危险因素。

研究发现，炎症介质，如环氧合酶-2（cyclooxygenase-2，Cox-2）、CD40 配体、TNF-α 和白细胞介素-1b，可以增加内皮细胞中基质金属蛋白酶的表达，进

而引发血管损伤。DNA 甲基化作为重要的表观遗传机制，可调节与炎症相关的基因的表达。DNA 甲基化的改变与疾病的慢性炎症特征有关。进一步的分析表明，DNA 高甲基化与心血管相关疾病的病死率增加密切相关。

在对全基因组 DNA 甲基化的评估中发现，DNA 甲基化程度与炎症之间存在很强的相关性。比如，细胞色素 C 氧化酶亚基 II 基因的表达与心血管相关疾病炎症的发展密切相关，其表达可被促炎细胞因子如 TNF-α 诱导。研究证明，细胞色素 C 氧化酶亚基 II 的 mRNA 和蛋白质表达与 DNA 甲基化之间存在负相关。表明表观遗传在调节细胞色素 C 氧化酶亚基 II 表达中具有重要作用[124]。在接受阿司匹林治疗的高危患者中，低水平的细胞色素 C 氧化酶亚基 II 表达可能会改善血管功能。

五、DNA 甲基化对高血压血管其他途径损伤的调控作用

由 Slc12a2 编码的 $Na^+-K^+-2Cl^-$ 协同转运蛋白 1（$Na^+-K^+-2Cl^-$ cotransporter 1，NKCC1）可调节各种类型细胞，包括 VSMC 和内皮细胞之间钠、钾和氯离子的交换，调节离子平衡。研究表明，与野生型相比，NKCC1-/-小鼠的收缩压降低了 15 mmHg，并且可引起血管张力下降。Pharmacological 对 NKCC1 的药理学抑制可引起血压下降，进而突出了 NKCC1 在血压调节中的重要性。结合亚硫酸氢盐限制性测定和亚硫酸氢盐测序结果可知，与 WKY 大鼠相比，SHR 主动脉和心脏中的 Slc12a2 启动子甲基化程度显著下降，进而导致 NKCC1 mRNA 和蛋白质水平上调。

此外，DNA 甲基化也与雌激素受体介导的血管调节有关。雌激素可通过直接与脉管系统的相互作用诱导血管舒张，改善血管损伤。目前已鉴定出两种雌激素受体：雌激素受体 α（estrogen receptor α，ERα）和雌激素受体 β（estrogen receptor β，ERβ）。在妊娠期缺氧绵羊的子宫动脉中，ERα 基因启动子区甲基化水平显著升高，进而降低其蛋白表达，导致先兆子痫和心血管稳态受损。这一证据表明雌激素信号的保护性质可能通过表观遗传机制进行调控，这也可能是高血压患者的性别差异的原因之一[125]。

对高血压患者 α-内收蛋白（α-adducin，ADD1）基因启动子区 5 个 CpG 二核苷酸进行 DNA 甲基化水平检测发现，其甲基化水平降低与原发性高血压风险增加有关。研究表明，女性的 ADD1 启动子甲基化程度更高，绝经后女性的甲基化程度急剧下降，这表明雌激素信号也可能影响 ADD1 基因的表观遗传调控。尽

管 α-内收蛋白是一种细胞骨架蛋白，但 ADD1 变体与刺激肾钠重吸收以及随后的高血压有关。

上皮钠通道（epithelial sodium channel，ENaC）是一种非电压门控钠通道，包含三个同源亚基 α、β 和 γ，其中 α 亚基（SCNN1A）是通道活动的关键部分。ENaC 在维持细胞外液和血压方面起着关键作用。SCNN1A 转录区内 CpG 岛上的高甲基化与高血压的风险增加有关。此外，阿米洛利敏感钠通道 β 亚基（SCNN1B）基因启动子的 CpG1 高甲基化和 CpG2 低甲基化也与高血压密切相关，而抗高血压治疗仅影响 CpG1 水平。

第三节　组蛋白修饰对高血压血管功能的调控作用

除了 DNA 甲基化外，组蛋白修饰在调节血管功能中也发挥了至关重要的作用。研究发现，组蛋白修饰涉及到血管平滑肌、血管内皮、RAAS 系统、炎症因子等多方面的功能调控。与高血压等心血管疾病的发生发展密切相关。

一、组蛋白修饰对高血压 VSMC 的调控作用

在高血压患者和大鼠高血压模型中均发现 HDAC1 和 HDAC5 的水平高于对照组，并且 HDAC 抑制剂对 VSMC 可发挥抗增殖和抗炎作用。施用 HDAC 抑制剂，包括辛二酰苯胺异羟肟酸和伏立诺他后，可改善高血压大鼠 VSMC 的异常表型转换，表明 HDAC 活性增加可导致出现高血压的病理状况。免疫组织化学实验证明，组蛋白抑制标记物 H3K27me3 在 VSMC 中显著下调。随着 H3K27me3 表达的减少，组蛋白去甲基化酶 JMJD3 的表达增加，从而可导致其靶基因抑制被消除。SRF 是 VSMC 转录的关键介质，可与基因启动子附近的高度保守域结合，称为 SRF 结合位点或 CArG 盒。SRF 向 VSMC 标记基因 CArG 盒的募集与 VSMC 分化细胞中 H3 和 H4 的过度乙酰化有关。SRF 与高乙酰化 SM22 基因启动子上的 cAMP 反应元件结合蛋白（cAMP-response element-binding protein，CREB）形成复合物，促成致其表达。心肌素的乙酰化增强了 p300 与 SRF 和 CArG 盒的结合，并且是 VSMC 基因转录所必需的。有趣的是，有研究表明，VSMC 中 SRF/心肌素的上调介导了高血压 VSMC 的内在变化和主动脉僵硬，表明该信号通路在调节血压中的关键作用[126]。此外，UHRF1 不仅能与组蛋白去乙酰化酶 1（HDAC1）相互作用，还可能直接与修饰的组蛋白（例如 H3K9）相互作用以促进其二甲基化。

二、组蛋白修饰对高血压血管内皮细胞功能的调控作用

eNOS 主要在内皮细胞中表达，是血管中产生 NO 的主要机制。NO 通路的紊乱与血管收缩剂水平升高密切相关，这些血管收缩剂会产生恶性循环从而导致血压持续升高。值得注意的是，eNOS 的表达可能受细胞特异性组蛋白修饰的调控，比如在人脐静脉内皮细胞和人真皮微血管内皮细胞中，NOS3 基因启动子区均出现组蛋白 H3 赖氨酸 9 和组蛋白 H4 赖氨酸 12 的乙酰化、组蛋白 H3 赖氨酸 4 的二甲基化和三甲基化，但在非 eNOS 表达细胞如 VSMC 和 HeLa 细胞中则不存在这一情况。HDAC1 选择性结合 VSMC 中的 NOS3 基因启动子，从而减少了 VSMC 中组蛋白乙酰化和 eNOS 的转录，为这一机制做了进一步的解释。eNOS 表达的表观遗传调控是 NO 组织特异性的关键，疾病期间表观遗传信号的失调可能导致血管张力增加，血管中 NO 合成减少。

研究发现，HDAC 的上调可以降低 H3 和 H4 的活性并阻断赖氨酸缺陷蛋白激酶4（with no lysine K，WNK4）通路，导致 WNK4 的下调。WNK4 的下调可能在高血压的发展中起作用。小鼠高血压模型显示，高盐暴露会降低 LSD-1 的表达，导致 H3K4 和 H3K9 的甲基化缺失、eNOS 失调以及高血压的发生和发展。另一种小鼠高血压模型表明，Af17 敲除可以上调 H3K79me2 的水平，导致钠水平降低，进而引起血压降低。还有研究表明，上调的 β_2 肾上腺素受体可以使WNK4 失活，降低 HDAC8 的表达，并上调组蛋白乙酰化水平，造成高血压的发展。

肌细胞增强因子2（myocyte enhancer factor 2，MEF2）是一个转录因子家族，对细胞分化和胚胎发育的基因表达调控具有重要作用。MEF2 家族有四个成员：MEF2A、MEF2B、MEF2C 和 MEF2D。其中，MEF2A 和 MEF2C 在内皮细胞中高表达，是脉管系统中关键的内皮稳态转录因子。HDAC4 和 HDAC5 的过量核积累可导致血管内皮细胞 MEF2 活性受损，进而使参与血管稳态的靶基因下调，包括miR-424 和 miR-503、连接蛋白37 和连接蛋白40，以及 KLF2 和 KLF4[127]。而施用IIa 类 HDAC 的选择性抑制剂 MC1568 后，受损的 MEF2 活性恢复，miR-424 和503 等基因表达水平上调，内皮细胞功能改善。

SIRT1 属于 TSA 不敏感 HDAC 家族，需要烟酰胺腺嘌呤二核苷酸（NAD$^+$）激活，可能具有血管保护作用。在动脉粥样硬化斑块中发现，SIRT1 表达降低。此外，对 ApoE$^{-/-}$ SIRT1$^{+/-}$小鼠的研究表明，SIRT1 可抑制内皮激活。研究发现，

SIRT1 可通过各种机制介导血管的保护作用。SIRT1 可以使 eNOS 蛋白脱乙酰化，以增加 NO 的产生，并在动脉粥样硬化发生时促进抗炎和抗氧化的保护作用。在转录水平上，SIRT1 可以通过去乙酰化来激活内皮细胞中抗氧化基因的表达。在氧化应激条件下，这些基因 H4K16 乙酰化水平降低，Pol Ⅱ 募集增加。

此外，SIRT1 的过度表达还可抑制 Ang Ⅱ 诱导的血管重塑以及高血压。ROS 生成、血管炎症和动脉壁中的胶原蛋白合成减少均可受到 SIRT1 的调控。SIRT1 过表达还降低了 TGF 特定结合位点上核因子之间的关联。

三、组蛋白修饰对高血压肾素-血管紧张素-醛固酮（RAAS）系统的调控作用

除了 RAAS 的 DNA 甲基化调控外，组蛋白修饰在 RAAS 功能中也发挥了重要作用。在对 SHR 主动脉的研究中发现，血管紧张素转换酶 1（angiotensin converting enzyme 1，ACE1）启动子上 H3Ac 和 H3K4me3 水平显著增加，而 H3K9me2 水平显著下降。因此，在 RAAS 系统上同时存在 DNA 甲基化的调节和组蛋白修饰两种表观遗传调控。

四、组蛋白修饰对高血压血管炎症的调控作用

人们普遍认为，氧化应激和轻度慢性血管炎症均可引发高血压等心血管疾病。核苷酸结合寡聚化结构域样受体蛋白 3（nucleotide-binding oligomerization domain-like receptor protein 3，NLRP3）炎症小体是一种用于早期炎症反应的胞质复合物，通过激活半胱氨酸蛋白酶-1 产生促炎细胞因子，如 IL-1β 和 IL-18。在对 SHR 的研究中发现，其 VSMC 中 NLRP3 基因启动子在组蛋白 3 赖氨酸 9 处发生乙酰化和 HAT 表达增加。姜黄素对 NFκβ 和 HAT 的抑制可减少 SHR 的 VSMC 中 NLRP3 炎性体的激活、VSMC 表型转换和增殖等情况[128]。这些发现表明，通过减少 NLRP3 基因启动子处的组蛋白乙酰化可抑制炎症小体、IL-1β、IL-18 和 HA，有效控制高血压的慢性炎症反应。

动脉粥样硬化模型显示，组蛋白去甲基化酶 JMJD3 抑制剂 GSK-J4 可以下调炎症相关细胞因子和趋化因子，包括 TNF-α。组蛋白去乙酰化酶 HDAC5 和 HDAC7 对上皮细胞中 KLF4 的表达有抑制作用，这可能是高血压等心血管疾病的发病机制之一。有研究发现，HDAC3 敲除可导致 IL-4 相关基因的上调，从而激活抗炎功能，逆转血管损伤。小鼠模型表明，脂多糖在 HDAC9 敲除后则不会诱

发炎症和释放细胞因子。还有研究表明，表观遗传抑制可以改善异常细胞增殖和凋亡，从而改善血管功能。

五、组蛋白修饰对高血压血管其他结构蛋白的调控作用

NKCC1 也可以通过组蛋白修饰进行调节。大鼠输注 Ang Ⅱ 后，血压升高，并在主动脉中检测到 NKCC1 mRNA、蛋白质和 slc12a2 启动子的表观遗传修饰的变化。实时 PCR 和蛋白质印迹显示 NKCC1 表达在 Ang Ⅱ 输注期间逐渐增加。有趣的是，与假手术组相比，注射 Ang Ⅱ 的大鼠的 H3Ac 水平持续升高，而 H3K27me3 水平降低。这些结果均表明 NKCC1 可能受组蛋白修饰的调节。

第四节　miRNA 对高血压血管功能的调控作用

miRNA 可参与调控高血压相关的各种信号通路。VSMC、内皮细胞和成纤维细胞中 miRNA 的异常表达均可导致信号通路的改变。因此，miRNA 的异常表达和失调也是高血压的重要发病机制之一[129]。

在对高血压患者的研究中发现，miR-221、miR-222、miR-92a、miR-21、miR-1、miR-516b、miR-600、miR-605、miR-623、let-7e 和 miR-506-3p 等表达显著上调，而 miR-143、miR-145、miR-133、miR-18b、miR-30d、miR-296-5p、miR-324-3p、miR-486-5p、miR-518b、miR-1236 和 miR-1227 表达显著下调。

此外，研究发现，高血压患者 miR-143 上调，抑制 miR-143 可以降低血压。鼠模型发现 miR-181 的减少也与高血压有关。此外，研究表明，上调的 miR-637、miR-122 和 let-7 均与高血压相关。与健康对照组相比，高血压患者的 miR-27a 和 miR-150 表达减少，而 miR-92 和 miR-130 表达增加。

一、miRNA 对高血压 VSMC 的调控作用

miRNA 是最近发现的另一类 VSMC 表型调节剂，可抑制心血管生理病理相关基因的表达。

研究发现，miR-130 转染 VSMC 会降低肿瘤抑制因子 p21（CDKN1A）的表达，进而引起平滑肌细胞增殖[130]。而抑制 miR-130 则可增加 CDKN1A 的表达。

报告基因分析为 miR-130-CDKN1A 靶标的相互作用提供了直接证据。这些数据表明 miRNA 家族 miR-130 可调控平滑肌细胞增殖，并可能参与高血压血管重塑的进程。

丝裂原活化蛋白激酶磷酸酶 1 参与对血管炎症反应和平滑肌细胞增殖的调节。研究发现，抑制 miR-210 表达可增加 VSMC 中丝裂原活化蛋白激酶磷酸酶 1 mRNA 和蛋白质的表达，进而抑制异常的细胞增殖。

此外，miR-145 可调控 VSMC 表型转换，在小鼠和人类血管疾病中发挥着关键作用。

二、miRNA 对高血压血管内皮细胞的调控作用

miR-126 是内皮细胞发育的关键调控因子。miR-126 的失调会破坏血管完整性并影响血管功能。miR-126 表达下降与血管结构和功能的损伤有关，并可引发高血压等心血管疾病。miR-217 的异常表达可以靶向内皮细胞的 eNOS 和 FOXO1。

miRNA 在内皮功能障碍和高血压中的作用及其分子机制可能为防治与内皮功能障碍相关的高血压等心血管疾病提供了新的诊断生物标志物和治疗靶点。在高血压患者的内皮细胞中发现 miR-505 上调。miR-17-3p 和 miR-31 可调节血管炎症 VCAM-1、ICAM-1 和 E-SEL 的表达，在高血压患者中表达发生改变[131]。eNOS 解偶联可减少 NO 产生，从而导致内皮功能障碍和血管舒张能力降低。研究发现，miR-155 通过减少 eNOS mRNA 表达对内皮依赖性血管舒张进行调控。miR-19a 通过抑制细胞周期蛋白 D1 mRNA 表达在内皮细胞中显示出抗增殖特性。在存在 TNF-α 的情况下，miR-19b 会减少内皮细胞的凋亡。Let-7g、miR-21 和 miR-223 也可能调节内皮细胞的凋亡。

miR-200 家族成员在氧化应激导致的内皮功能障碍以及糖尿病和肥胖的心血管并发症中起着至关重要的作用。此外，不同的 miRNA，如 miR-210，已被证明在线粒体代谢中起关键作用，因此调节 ROS 的产生和敏感性。通过靶向 SIRT1、eNOS 和 FOXO1，miR-200 可损害其调节通路并促进 ROS 产生和内皮功能障碍[132]。

三、miRNA 对高血压肾素-血管紧张素-醛固酮（RAAS）系统的调控作用

miRNAs 参与由 RAAS 介导的高血压。对于 miRNA 在 RAAS 介导的心血管炎症

和重塑中的确切作用，仍处于研究的早期阶段。然而，研究已经发现，miR-155、miR-146a/b、miR-132/122 和 miR-483-3p 在 RAAS 信号传导中发挥了重要作用。miR-155、miR-146a/b、miR-132/122 簇和 miR-483-3p 与 RAAS 信号相关。miR-145、miR-27a/b 和 miR-483-3p 可降低 ACE 的表达。miR-483-3p 和 miR-155 可调节 Ang Ⅱ mRNA 的表达，在高血压中显著下调，进而导致 Ang Ⅱ 的表达增加。此外，miR-181a 可抑制遗传性高血压小鼠品系中的肾素 mRNA[133]。

第四章 环境诱导高血压发生的表观遗传机制

CHAPTER 04

众所周知，高血压的发病机制涉及遗传和环境因素的共同作用。虽然高血压发展过程中表观遗传改变的潜在机制尚未完全阐明，但大量研究已证实，子宫内不良环境引起的表观遗传编程与成年后代的高血压密切相关[134]。此外，作为一种重要的基因调控机制，表观遗传信息可以完成从一代细胞到下一代细胞的稳定传播，这种表观遗传模式被称为跨代记忆，即上一代经历的因素或事件可经由有丝分裂影响下一代的基因表达和生理功能。然而，表观遗传学不仅仅对胎儿或早期生命现象发挥调控作用。环境因素对个体的直接作用也可以通过表观遗传过程影响几乎所有主要的心血管危险因素。

第一节 妊娠期不良环境诱发子代高血压的表观遗传机制

近年来，科学界已经逐渐认识到，在早期发育过程中，基因与环境之间的相互作用可能对子代成年后的心血管健康和高血压等疾病患病率至关重要。根据Barker 提出的"健康与疾病的发育起源学说"，个体如果在胚胎发育期受到良性或不良因素的影响，就会引起其出生后各器官、系统结构和功能逐渐发生变化，进而影响子代成年后的机体健康和疾病的发病风险。妊娠期不良环境导致的子代心血管功能下降与胎儿期表观遗传学变化密切相关。在胎儿发育期间，可能存在着表观遗传不稳定的窗口时期，在这个窗口期发生的生命事件会为远期个体的表型和心血管疾病的患病风险刻上"印迹"。

一、妊娠期肥胖诱发子代高血压的表观遗传机制

妊娠期肥胖症对子代的健康会造成长期的不利影响。子代肥胖症的发生与妊娠期母亲肥胖密切相关。母亲肥胖也会对子代的心脏代谢造成不良影响，包括葡

萄糖或胰岛素动态平衡的代谢失调、糖尿病、动脉粥样硬化、血管炎症标志物水平升高以及高血压等症状。另外,母亲孕期肥胖也会影响子代身体成分。孕期肥胖母亲的子代呈现肌肉脂质化增加,半腱肌萎缩,改变肌肉生长和新陈代谢相关基因的表达,肌肉力量下降[135]。

妊娠期母体的肥胖对子代肥胖症及其相关的并发症的发展可能更为关键。有研究发现,妊娠期母亲的肥胖,可导致血浆中甘油三酯、瘦素、极低密度脂蛋白显著升高,甚至可引起血压升高,发育中的胚胎和胎儿暴露于这种不利的母体环境中,会导致其出生后乃至成年发生相关代谢综合征的概率显著增加[136]。在 SD 大鼠高脂饮食后代中发现,主动脉中平滑肌细胞数量增加,内皮细胞体积减小和血管硬度增加。有明确的证据表明,啮齿动物生命的前 21 天是发育的关键时期,在此期间对孕鼠的过度喂养可以超越遗传易感性因素而对子代造成长期的不利影响。

大量实验证实,妊娠期母亲的肥胖可以对子代心血管功能造成永久性影响。有研究表明,高脂饮食或高碳水化合物饮食会引起子代在早期发育过程中营养过剩,进而引发肥胖症甚至心血管类疾病。根据"发育的过度营养假说",妊娠母体高葡萄糖、游离脂肪酸和氨基酸浓度会导致发育中胎儿的神经内分泌功能和能量代谢的永久性变化,从而引起成年后代心血管疾病风险的增加[137]。妊娠期肥胖或相关的高瘦素血症的发展可能对处于心血管稳态通路发育可塑性期间的胎儿产生直接影响,进而引起子代成年后心血管疾病,比如高血压、动脉粥样硬化等疾病的发病率增加。有研究表明,在肥胖孕鼠的后代中,中枢瘦素敏感性被改变,进而导致高血压的发展。在母体肥胖的啮齿动物模型中发现,其后代的肥胖或高脂血症出现之前,就会出现血压升高,心血管对压力的反应性增加等症状,并伴有交感神经活动增加以及 NE 浓度增加。在人体实验中发现,妊娠期母体体重增加与后代 3 岁时的肥胖和 SBP 之间呈正相关。此外,研究发现,在妊娠期肥胖大鼠的后代中发现有内皮功能障碍、血管脂肪酸含量改变、VSMC 减少、主动脉僵化、内皮体积增加等一系列心血管功能损伤[138]。

就机制而言,暴露于妊娠期肥胖的子代心血管功能的损伤可能与基因表达的"程序化"改变相关,进而使器官的结构和功能发生改变或诱导胎儿的形态变化,并因此导致心血管疾病或其他疾病的发展。在这一过程中,表观遗传机制似乎发挥了很大的作用。在早期发育的脂肪组织中可以检测到基因表达的改变,包括 β 肾上腺素受体,胰岛素受体底物-1、血管内皮生长因子-A 和 TNF-α 等基因表达的改变，随着年龄的增长而进一步恶化，这显示在妊娠期间暴露于母体肥胖/高脂饮食足以编程后代的心血管功能。

综上所述，大量人体和动物实验表明，妊娠期母亲的肥胖或营养过剩可通过表观遗传对子代的心血管功能进行编程，引起子代在胎儿期的发育过程中心血管结构和功能改变，进而导致子代成年后高血压等心血管疾病患病风险的增加。

二、妊娠期糖尿病诱发子代高血压的表观遗传机制

暴露于妊娠期糖尿病的胎儿，在成年后肥胖、高血压、高胰岛素血症和血脂异常等疾病的发病率显著增加。母体妊娠期糖尿病可导致胎儿心脏和血管的结构和功能发生改变。在 1 型或 2 型糖尿病母亲的后代中，患先天性心脏畸形和心脏肥大的风险显著增加。此外，研究发现，母亲的糖尿病可能与其后代的肥胖和心血管系统功能紊乱的"胎儿编程"相关，如高血压、冠心病或糖尿病均涉及表观遗传机制的调控[139]。

妊娠期糖尿病患者在妊娠的第三个月，胎儿已可见明显的心血管系统和器官的结构和功能改变。处于糖尿病环境下的胎儿心室收缩力下降，左心室厚度增加，大动脉内膜厚度增加，SBP 显著升高。这可能与母亲糖尿病导致的子代新陈代谢紊乱有关。胰岛素依赖型糖尿病母亲的子代血清脂质和脂蛋白水平增加，这种血脂异常状况可能导致早期动脉粥样硬化的发生。

研究数据还表明，妊娠期暴露于糖尿病的胎儿成年后容易患有亚临床血管炎症和内皮功能障碍，血管炎症和内皮功能障碍标志物，如纤溶酶原激活物抑制剂-1（plasminogen activator inhibitor-1，PAI-1）、VCAM、ICAM、E-选择素、IGF-1 等水平显著升高。因此，患有妊娠糖尿病的女性及其胎儿表现出 eNOS 解偶联、氧化应激和内皮功能障碍等，这些变化均与高血糖水平显著相关[140]。

此外，有研究发现，妊娠期患有糖尿病的母亲，其下丘脑-垂体-肾上腺轴的活动过度活跃，胰岛素抵抗提高，这可能也是造成胎儿心血管系统结构和功能损伤，进而引发成年后心血管疾病患病率增加的因素之一。

在妊娠期间，母体葡萄糖可以通过胎盘传递给胎儿。因此，妊娠期糖尿病诱导的母体高血糖可导致胎儿患有微循环和大循环中的内皮功能障碍，最终引起子代成年后的心血管疾病。妊娠期糖尿病诱导的表型和分子变化持续存在于子宫内可能是儿童心血管疾病和 2 型糖尿病风险增加的原因。与这一假设一致，在体内或体外暴露于高葡萄糖水平会诱导表观遗传变化，从而对内皮功能产生负面

影响。

研究已经证实，慢性高血糖会导致各种组蛋白赖氨酸残基乙酰化增加，这是与基因转录增加相关的一般表观遗传标记。短暂暴露于高血糖会导致之后正常血糖期间促动脉粥样硬化基因表达的持续增加，这是 ROS 引起的特定持久表观遗传变化的后果。

5-羟甲基胞嘧啶（5hmC）是 5-甲基胞嘧啶（5mC）的氧化产物，由 TET 催化。5hmC 不仅是活性 DNA 去甲基化过程中的中间修饰，而且还是神经发育、衰老、细胞分化和肿瘤发生的独立且关键的表观遗传标记。此外，5hmC 比 5mC 对环境因素的改变更敏感，更具可塑性和动态性。研究表明，脐带、胎盘组织或脐带血中选择性位点的异常 DNA 甲基化（高甲基化或低甲基化）可能是由于妊娠期糖尿病引起的子宫内环境改变所致[141]。妊娠期糖尿病患者脐静脉中 TET2 的表达显著改变，导致 5hmC 水平随之发生变化。5hmC 的全基因组分析也揭示了与妊娠期糖尿病特异性相关的差异羟甲基化区域（DhMR）。这些表观遗传变化可能会进一步导致胎儿血管系统结构和功能的改变，并可能导致晚年患高血压或其他血管疾病的风险增加。

miRNA 对血管发育和功能也具有重要的调控作用。研究发现，妊娠期糖尿病相关的 miRNA 失调对子代内皮功能具有显著的负面影响。比如，miR-101 在正常葡萄糖条件下可影响内皮功能和血管生成。

三、妊娠期营养不良诱发子代高血压的表观遗传机制

妊娠期宫内的营养环境对于婴儿的长期健康至关重要。在人类和动物模型研究中均发现，胎儿营养不良会导致宫内发育迟缓，增加成年后 2 型糖尿病、高血压和慢性肾病的患病风险。早产可能与宫内发育迟缓和新生儿生长受限有关，原因可能与早产并发症、压力以及不理想的肠外或肠内新生儿营养有关。在提供生长和发育所需的能量和营养的同时，过度追赶性生长会对心血管功能产生影响。大量的流行病学分析以及实验动物模型发现，胚胎期和胎儿期的营养环境与成年期的心血管功能密切相关。

与正常组相比，早产儿成年后动脉血压水平显著增加，这与随后的追赶生长密切相关。在对大鼠的研究中发现，早期宫内营养不足和生长受限，并在出生后营养过剩会导致子代后期血管、肾脏和代谢功能显著的损伤[142]。有趣的是，在没有任何产前营养改变的情况下，哺乳期间短暂的产后过度喂养也会导致成年期

的高血压、心脏功能障碍和代谢紊乱[143]。在此模型中，成年期热量限制可以逆转心脏功能障碍。此外，在母亲超重、肥胖或患有糖尿病的情况下，过多的产前营养通过胎盘转移到胎儿体内，导致胎儿过度生长和新生儿巨大儿，也与成年后代的高血压和糖尿病有关。如动物模型所示，父母（包括父亲）受孕前营养和生活方式也会对后代的长期健康造成显著的影响。

妊娠期营养不良和内分泌状态的改变可以触发胎儿发育过程中的适应性反应，引起组织器官永久性的结构、生理功能和代谢改变，造成心血管功能损伤，从而使个体成年后高血压等心血管疾病的患病风险显著提高。在母体妊娠期限制蛋白质饮食的啮齿类动物模型研究中发现，子代在成年后发生代谢功能障碍，血压水平明显升高。此外，有研究表明，产前和产后营养环境的不匹配加剧了妊娠期不良的环境对子代机体健康的影响。妊娠期的蛋白质限制对后代血压的影响，即使在哺乳期有足够的母体营养的情况下，这种损伤也可能无法逆转。研究发现，在子代 4 周龄就可观察到血压的升高，这种心血管功能的异常发生在肥胖等症状之前。并且不管出生后的营养环境如何，子代在整个成年期血压水平持续高于正常水平。为此，早在 4 周龄时就已经记录到高血压，肥胖或肥胖症发作之前的高血压，并且无论出生后营养如何，似乎在整个成年期都保持高血压。

妊娠期营养不良可直接导致胎盘转运的营养素以及胎盘血流量的减少，进而导致胎儿生长发育过程中所需的营养不足，引起宫内生长受限[144]。妊娠期大鼠饮食中蛋白质摄入量减少或严重的卡路里限制导致的子代成年后血压升高，涉及的机制包括改变后代的 RAAS 系统、糖皮质激素调节系统、血管内皮功能障碍和应激诱导的下丘脑垂体肾上腺轴的刺激。也有研究报道，妊娠期 15% 的饮食限制的母羊，其子代并未发生生长迟缓现象，但血压升高，下丘脑垂体肾上腺轴的活动混乱。

与此相反，在对妊娠期营养不良导致的宫内生长受限的子代的研究中发现，其成年后血压水平正常，但血管功能发生微细损伤，肠系膜动脉对乙酰胆碱和缓激肽的内皮依赖性舒张反应降低，硝普钠的舒张反应增强。这可能是对不良环境的一种代偿性反应，一个异常会抵消另一个异常；NO 合成或可用性的降低与敏感性增加相平衡，进而维持血压的正常。然而，也有研究表明，由于胎儿时期子宫内蛋白质缺乏而导致的成年后高血压发病率提高，与 NO 依赖的血管舒张功能改变密切相关，但是这种改变不是 NO 产生量减少引起的，而是因为 cGMP 途径的改变。

在妊娠期营养限制的后代中观察到血管重塑，肺动脉平滑肌层厚度增加。此外，肠系膜的平滑肌数量增加。不同的研究结果显示，在妊娠期蛋白质饮食限制后，子代肠系膜动脉的平滑肌数量降低；然而，其原因可能是由于缺乏可用于正常血管组织合成的蛋白质。

对胎儿营养供应不足的研究得到了实验动物模型的大量数据的支持。研究表明，妊娠期暴露于营养不良或糖皮质激素过量可对子代成年期的心血管功能障碍进行编程。表观基因组是环境暴露和基因表达之间的联系，从而影响细胞或组织功能。这对于生命早期（子宫内）暴露可能非常关键。在生命的最初阶段，基因组经历了表观遗传标记的一系列变化，包括 DNA 去甲基化和再甲基化等过程。这些印记模式，如果在受精后没有被消除，就可能稳定遗传到下一代。然而，这种表观遗传变化可以通过生活方式的改变来扭转。例如，大鼠怀孕期间的蛋白质限制会导致后代过氧化物酶体增殖物激活受体 α、肝糖皮质激素受体和 Ang Ⅱ 受体 AT1b 基因启动子区 CpG 位点的低甲基化。子宫内暴露于低蛋白饮食也可能通过增加皮质类固醇水平并诱导肝脏组蛋白甲基化状态的变化而增加患高血压的风险。

跨代效应可以通过环境因素触发，例如食物偏好、特殊饮食因素和身体活动。在 agouti 小鼠模型中，受孕时在母体饮食中补充叶酸可增强 agouti 基因的 DNA 甲基化并延长后代的寿命。在肝脏中，母体低蛋白摄入可通过调节 DNA 甲基化改变 Igf2 和 H19 的基因表达并诱导组蛋白乙酰化和甲基化发生改变，从而影响调节氨基酸反应途径的基因[145]。在骨骼肌中，母体低蛋白摄入增加了 C/EBPb 和 GLUT4 启动子区域的组蛋白 3 和组蛋白 4 的乙酰化水平，但这一情况仅发生在雌性幼崽中，表明这一过程存在性别依赖性适应。这些研究表明，怀孕和哺乳期间的体重控制和营养供应对于代谢编程至关重要，并且可能导致代谢功能损伤而引发高血压等心血管疾病。

因此，妊娠期营养不良导致的子代身体功能的下降，高血压、糖尿病、动脉粥样硬化等疾病发病率的显著上升均与胎儿编程显著相关。表观遗传调控非常容易受到营养环境的影响，特别是与发育可塑性相关的部分，其原因可能是 DNA 或组蛋白甲基化等过程需要的甲基来自 1 碳代谢。通常情况下，人体维持正常的表观遗传模式需要的甲基可以从非必需氨基酸甘氨酸中提取。然而，妊娠晚期人类胎儿对此的需求使得甘氨酸成为有条件的必需氨基酸。动物研究表明，可以通过补充甘氨酸来预防母体低蛋白饮食对后代的表型影响。据相关研究报道，妊娠期母鼠的蛋白质限制可显著增加血浆甘氨酸浓度，由于丝氨酸和甘氨酸是主要的甲基供体，其水平的变化可引起甲基发生转移以适应饮食的蛋白质限制。在大鼠的蛋白质限制对甲基转移和蛋氨酸代谢影响的研究中发现[146]，饮食中蛋白质限制持续 7～10 天，就会导致肝脏代谢和其他代谢过程发生深刻变化，这与参与细胞周期中分化、转录、转运的许多基因的差异表达有关。

此外，提供甲基基团也需要叶酸，这主要来自母亲的饮食。叶酸通过表观遗传机制在胎儿发育途径的许多方面发挥重要作用[147]，叶酸失衡会导致同型半胱氨酸的积累，并且可以通过增加氧化应激对包括肾脏和心血管系统在内的许多器官造成损伤。在啮齿类动物中，给母亲喂食的低蛋白饮食中补充叶酸可预防营养不良对其后代的表观遗传和表型影响，而父亲饮食中的叶酸水平会在精子中产生表观遗传效应并影响妊娠。

在胚胎发生和胎儿发育过程中，DNA 甲基化模式初步建立，并对营养环境非常敏感。例如，怀孕期间母体蛋白质限制会导致大鼠后代患有高血压和肥胖的数量增加，其中，参与能量和脂质代谢的特定基因的 DNA 甲基化模式的改变似乎是重要机制之一。

表观遗传与发育过程之间关系的研究可以为机体健康改善提供新的思路。例如，怀孕大鼠的蛋白质限制降低了后代肝细胞中编码糖皮质激素受体的基因启动子区域的甲基化。这导致肝脏对应激激素的代谢反应放大。此外，已经证明妊娠期低蛋白饮食母鼠的幼崽在肾上腺中 AT1b 受体 mRNA 和蛋白质过度表达，这可能是子代血压升高的重要原因。

此外，研究还发现，父母维生素 D 缺乏与后代血压升高密切相关，同时伴有大血管内皮舒张受损。维生素 D 与高血压风险有关，这一点已得到证实[148]。有趣的是，母体维生素 D 缺乏也与后代甲基化状态的变化有关。这表明维生素 D 生物学不仅可能直接影响血压调节，还可能以间接方式干预血压水平。

pannexin 家族存在三种亚型，Panx1、Panx2 和 Panx3。其中，在血管壁中表达最多的是 Panx1 亚型。Panx1 是形成 ATP 可渗透的六聚体通道，可释放 ATP。ACh 与其内皮表面受体的结合会激活 Panx1 半通道，从而诱导内皮源性超极化。缺乏 Panx1 的小鼠会因 ACh 诱导的舒张功能受损而导致内皮功能障碍，而功能性 Panx1 半通道似乎在 EDH 舒张中发挥了必不可少的作用[149]。因此，Panx1 表达的减少可能至少部分解释了妊娠期维生素 D 缺乏大鼠子代血压水平的差异。研究发现，妊娠期维生素 D 缺乏可导致子代编码参与内皮依赖性血管舒张半通道的

Panx1 基因启动子区域甲基化水平显著提升，Panx1 基因转录和表达受抑制，进而使 EDH 功能下调，乙酰胆碱诱导的舒张受损，大血管舒张功能出现障碍，血压水平升高（图 4-1）。

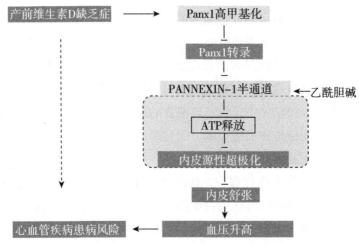

图 4-1　父母维生素 D 缺乏与后代血压升高相关的可能机制[150]

四、妊娠期缺氧诱发子代高血压的表观遗传机制

胎儿缺氧也是当今妊娠期不良环境诱发高血压最常见的因素之一。目前，超过 1.4 亿的人口生活在海拔高于 2500 m 的地方，氧气供应量降低已被证明可以阻碍胎儿的生长和降低其出生体重。妊娠期缺氧可导致胎盘氧化应激，对胎儿的心血管功能进行编程，影响子代成年后的心血管健康，增加疾病的患病风险。

当胎儿处于子宫内缺氧的环境中时，其外周循环血量被重新分布，以维持对大脑的灌注。在这一过程中，颈动脉体化学感受器被激活，血管收缩剂释放以维持神经触发的血管反应，进而进一步影响局部血管介质的释放。在此期间，胎儿的 NO 生物利用度可能会增加。与此同时，ROS 的产生和增加可以与 NO 相互作用，从而为胎儿脉管系统提供氧化剂调节。如果妊娠期缺氧持续存在，这种对缺氧的稳态循环防御就会继续维持。外周循环血液的重新分配可能变得适应不良，进而引发胎儿发育过程中的许多功能损伤。胎儿对产前缺氧的适应是以发育器官，比如肾脏，心脏和脉管系统不正常发育为代价的，进而导致心血管疾病的胎儿编程[151]。有研究发现，产前缺氧可导致肾单位数量的减少，肾小球滤过减少，以及后代高血压。此外，RAS 的功能也被改变，包括影响肾和血管功能的血管紧张素受体亚型的表达和活化的改变。

　　妊娠期缺氧最明显的影响是引起不对称的胎儿生长受限，为了保护大脑和心脏的正常发育，胎儿的身体长度和体重的发育均受到严重影响。此外，由于产前持续缺氧，心输出量的维持，胎儿外周血管阻力持续增加，进而增加胎儿的动脉血压。胎儿心脏后负荷的增加又引发胎儿心脏的形态和功能的改变。反过来，胎儿主动脉壁的重塑可能随着胎儿心脏结构和功能的改变而产生更大的压力。子宫内胎儿生长受限对脐动脉，胎儿血管的损伤与弹性蛋白合成的调节因子 IGF-1 的表达降低有关。宫内生长受限的儿童与健康儿童相比，血管僵硬程度显著增加；低出生体重的儿童在 3~6 岁时颈动脉壁厚度增加，并且在 5~8 岁时动脉弹性下降。在人体临床研究报告中已发现，妊娠期胎盘功能不全的婴儿出现主动脉增厚伴随血管扩张性降低。另有研究报道，人类宫内生长受限胎儿的心血管形态和功能异常包括相对心脏重量增加和心室壁肥大，心室和心肌细胞体积减小，双心室射血力下降。此外，低于胎龄出生的儿童也显示出主动脉和颈动脉中血管壁内膜中层厚度增加[152]。胎儿主动脉壁增厚在临床中尤为重要，因为增加的大动脉硬度可独立预测人类的心血管风险，是高血压、动脉粥样硬化和冠心病病因的关键影响因素。特别是在主动脉中，壁厚的增加被认为是动脉粥样硬化发展的第一个表征。基质金属蛋白酶 2 和 9 是一种能够分解血管胶原蛋白的明胶酶。有研究发现，低于胎龄出生的 8~13 岁儿童，基质金属蛋白酶 2 和 9 的水平显著高于正常。增殖因子的丧失加上现有血管结构因子的分解增加可能导致血管分布的减少。脉管系统的体积和弹性的减小都会导致生长受限的后代的外周阻力增加。有研究报道了在哺乳动物，如在绵羊、啮齿动物和豚鼠的慢性缺氧胎儿模型中，宫内生长受限，主动脉壁增厚，心脏和血管功能障碍等现象[153]。子宫生长受限的胎儿，其血管生成能力显著减低，刺激血管生长和增殖的因素，比如血管内皮生长因子、胎盘生长因子、IGF-1 显著降低，这可能是血管生成能力下降的原因。

　　暴露于妊娠期缺氧环境中的胎儿，除了血管发生重塑之外，还表现出血管收缩和舒张机制的改变。其中一个潜在因素可能涉及妊娠期缺氧导致的胎儿发育过程中的表观遗传改变。随着妊娠期慢性缺氧对心血管功能障碍的胎儿影响研究的逐步深入，妊娠期慢性缺氧对心血管功能损伤编程的影响成为关注的重点。产前缺氧可导致 DNA 甲基化改变；这可能将产前和早期出生后环境与表观基因组和心血管功能障碍的终生变化联系起来。Zhang 及其同事在一系列研究中发现，妊娠期缺氧可导致后代心脏中蛋白激酶 Cε（protein kinase C epsilon，PKCε）的表达减少，而作为心脏保护基因，PKCε 等的表达降低与男性后代心脏损伤易感性的编程相关联。后续研究表明，妊娠期缺氧导致后代心肌缺血再灌注损伤易感性的机制与表观遗传有关。在妊娠期缺氧子代的心肌中，PKCε 启动子甲基化程度加深，PKCε 基因的表达降低，而通过 DNA 甲基化抑制剂可以消除这两种效应[154]。

人们对妊娠期缺氧引发成年后心血管和代谢疾病的机制尚不完全清楚。一些研究提出了这样的假设，即妊娠期缺氧对心血管疾病的编程可能继发于氧化应激。妊娠期缺氧环境可引起胎盘中氧化应激的标志物，如 4-羟基壬烯醛、热休克蛋白 70 等显著增加。在正常妊娠条件下，细胞中的氧化剂，如超氧阴离子、过氧亚硝酸盐等对于滋养层细胞增殖、分化以及胎盘血管生成至关重要。但是，ROS 的异常增加可导致胎盘功能损伤。有研究表明，妊娠期暴露于缺氧导致的儿茶酚-O-甲基转移酶缺陷的胎鼠，胎盘形成中的过氧亚硝酸盐水平增加，最终导致子宫内生长受限[155]。在对妊娠期缺氧的母体使用抗氧化剂的研究中发现，妊娠期长期缺氧导致胎儿血细胞比容显著增加，促进胎儿主动脉壁增厚以及心脏和脉管系统中的氧化应激发生。到成年时，这些影响已经消退，但妊娠期慢性缺氧会导致心脏和外周循环发生功能缺陷。因此，母体抗氧化剂的补充仅可以修复与ROS 产生增加或血管氧化应激增加相关的妊娠条件下的后代血管功能障碍。

在对绵羊的研究中发现，外源性雌激素可下调 PKC 信号通路，并上调 BK_{Ca} 通道活性，进而导致妊娠期子宫动脉的肌源性张力降低。进一步研究表明，妊娠期间的慢性缺氧不会改变母体血浆雌激素水平，但会显著抑制雌激素受体 α（ERα）在子宫动脉中的表达。子宫动脉中妊娠缺氧介导的 ERα 基因抑制的分子机制可能与表观遗传密切相关。据报道，妊娠期间慢性缺氧可通过子宫动脉中的 ERα 基因启动子区的高甲基化而抑制其蛋白表达，进而导致子宫胎盘循环的不良反应，影响子代的心血管健康。

其他研究也支持表观遗传因素参与血管功能障碍的胎儿编程。例如，孕期母亲营养不良会增大子代对缺氧的肺血管损伤的严重程度，并改变肺的整体 DNA 甲基化状态。此外，用组蛋白去乙酰化酶抑制剂治疗可使后代肺血管功能和DNA 甲基化状态恢复正常[156]。

五、妊娠期吸烟诱发子代高血压的表观遗传机制

烟草烟雾中含有数千种已知的有毒成分，除了尼古丁和一氧化碳之外，还包

括很多致癌物质。母亲妊娠期吸烟会显著降低子代的出生体重以及造成其他不良结果，使成年后心血管疾病的发病率显著提高。发育过程中的有害化学物质暴露可能会影响代谢，从而以母亲营养不良等方式增加潜在的健康风险。这些发现归因于发育可塑性时期胎儿营养输送的变化，在这个时期，胎儿通过器官结构和新陈代谢的适应性变化对其环境做出反应。面对有限的营养供应，胎儿采取"节俭"表型来提高能量效率，包括脂质代谢减少、肌肉质量降低、胰岛素分泌减少和肾单位数量减少[157]。然而，这种变化适应营养不良下的发育环境，如果出生后营养充足或过剩时，胚胎期形成的永久性变化可能就会对其身体造成不适甚至损伤，并且会增加代谢综合征的风险，包括肥胖、高血压和高脂血症，这可能是成年后患病风险增加的重要原因。

母亲妊娠期吸烟对后代血压具有显著的影响。在一项针对 618 名 7.5 ~ 8 岁早产儿的研究中发现，妊娠期吸烟母亲的早产儿其收缩压低于非吸烟者，但在足月出生的孩子中发现，妊娠期吸烟可显著增加收缩压水平。这两种情况都存在明显的剂量反应，即每天每多抽 10 支烟，收缩压分别下降 1.5 mmHg 或上升 2.9 mmHg。Blake 等人研究发现，怀孕期间母亲吸烟与后代收缩压之间存在显著的正相关，而出生体重与血压之间存在负相关。在一项对新生儿的研究中发现，吸烟母亲的婴儿的收缩压比怀孕期间未接触吸烟母亲的婴儿高 5.4 mmHg。妊娠期吸烟母亲的孩子颈动脉内中膜厚度增加，血管舒张功能降低。

研究发现，香烟烟雾是与胎儿 DNA 甲基化改变相关的环境暴露因素之一[158]。一项关于孕期母亲吸烟对新生儿基因特异性 DNA 甲基化影响的早期研究发现，人类基因组中最丰富的重复元件 AluYb8 的甲基化水平显著降低，与吸烟相关的八个基因的甲基化模式发生变化，包括增殖相关基因酪氨酸蛋白激酶受体 UFO 和蛋白酪氨酸磷酸酶。另一项早期研究还发现，吸烟母亲新生儿脐带血中存在整体 DNA 低甲基化趋势。

胎盘对母亲吸烟很敏感，在胎盘多个基因的 CpG 位点中均观察到差异甲基化，包括 RUNX3、CYP1A1、HTRA2、HSD11B2、GTF2H2C、GTF2H2D、GPR135 和 HKR1。研究发现，吸烟者中有 623 个基因的表达发生了显著改变，而 38 个 CpG 位点出现显著的甲基化差异。其中，仅 10 个基因的表达与非吸烟者的 CpG 甲基化相关，而 438 个基因的表达与吸烟者的 CpG 甲基化相关，后者在氧化应激途径的基因中高度富集。

研究发现，怀孕期间母体血浆中尼古丁的代谢物和吸烟生物标志物可替宁与

CpG 位点甲基化之间存在显著的相关性。在 10 个基因的 26 个 CpG 位点处发现了显著的甲基化水平差异。为了确定出生时观察到的 CpG 甲基化变化与产前吸烟或与遗传性吸烟相关的表观遗传变化之间的关系，有研究对母亲吸烟的时间、在受孕前父亲吸烟的时间和外祖母在怀孕期间吸烟的时间进行了确认。研究发现，父亲、祖母吸烟，怀孕前以及怀孕 18 周前停止吸烟对子代表观遗传的影响不显著。这些发现表明，表观遗传学变化可能是由于孕期母亲持续吸烟所致。

六、妊娠期氧化应激诱发子代高血压的表观遗传机制

氧化应激在出生前就在高血压发展中发挥了重要作用[159]。孕期母亲营养不良、糖尿病、产前糖皮质激素给药、先兆子痫和暴露于高果糖饮食和高脂饮食等，均可导致氧化应激，进而引起与高血压相关的血管损伤。在这些编程模型中，氧化应激可通过编程 L-Arg-ADMA-NO 通路损伤过程引发血管损伤和高血压。

所有血管细胞均可产生 ROS，进而参与心血管疾病的发病机制。血管中其他细胞也能够产生 ROS 并参与高血压的发展，例如免疫细胞，包括中性粒细胞、单核细胞、巨噬细胞和树突状细胞。此外，在高血压病理过程中占主导地位的许多酶系统也会产生 ROS，例如 NADPH 氧化酶、未偶联的 eNOS、黄嘌呤氧化酶、脂肪氧化酶、环氧合酶、细胞色素 P450、血红素加氧酶和线粒体呼吸链等。ROS 可通过靶向内皮调节机制并直接影响 VSMC 的收缩性来增加血管张力。ROS 还可通过调节细胞表型、血管细胞的异常生长和死亡、细胞迁移和细胞外基质重组参与血管重塑。

在各种动物模型中发现，胎儿暴露于各种应激因素会引起超氧阴离子对血管 NO 的破坏。比如，胚胎期暴露于营养缺乏、缺氧、糖皮质激素过多或胎盘不足的胎儿其 NO 功能受损。过量的超氧阴离子相互作用可降低 NO 生物利用度并产生 ONOO。ONOO 是一种强氧化剂，可通过氧化 BH4 解偶联 eNOS。因此，产生了超氧阴离子生成的恶性循环。生命早期 NO-ROS 失衡能够导致成人高血压和肾脏疾病。氧化应激对 NO 的灭活可能导致高血压和肾脏疾病的发展。氧化应激主要是由氧化剂和抗氧化防御系统之间的不平衡引起的。通过氧化辅因子 BH4 以解偶联 NOS、抑制 DDAH 活性以增加 ADMA 以及通过超氧化物清除 NO 以形成过氧亚硝酸盐，最终引起 NO 生物利用度的降低。氧化应激可通过 PI3K/Akt 信号通路诱导 I 类和 II 类 HDAC 在细胞核中过表达和积累，从而阻断抗炎转录

因子 NF-E2 相关因子 2（Nrf2）和肌细胞特异性增强因子 2（MEF2）。而通过 siRNA 或 Ⅰ 类特异性 HDAC 抑制剂丙戊酸抑制 Ⅰ 类 HDAC，均可在体内和体外阻止氧化应激诱导的内皮增殖。

因此，氧化应激也是一种表观遗传调节剂。ROS 通过诱导表观遗传改变，导致心血管疾病，包括高血压的发病机制。心血管危险因素决定了 ROS 的水平，它可通过调节组蛋白修饰、DNA 甲基化、非编码 RNA 的表达和 ATP 依赖性染色质重塑来改变表观遗传图谱[160]。

ROS 可以直接或间接影响全基因组或部分基因的 DNA 甲基化水平，从而调节基因表达。作为直接影响，ROS 产生的链断裂可导致局部高甲基化。DNA 间接修饰包括胞嘧啶甲基化、羟甲基化或 8-oxo-2deoxyguanosine（8OG）形成。DNA 甲基转移酶活性的降低可导致整体低甲基化。ROS 诱导的组蛋白修饰包括甲基化、乙酰化、泛素化、ADP-核糖基化、SUMO 化和磷酸化。

七、妊娠期高血压诱发子代高血压的表观遗传机制

妊娠期高血压是一种特发的全身性疾病，常伴有胰岛素抵抗、血脂紊乱、内皮功能损伤以及炎性反应等一系列问题，在妊娠后半期表现为母亲高血压和蛋白尿，其病理特征是胎盘小和胎盘灌注不足，这种疾病不仅会增加孕产妇和新生儿的死亡率和发病率，还会对后代的未来健康产生不利影响。目前已确认，具有妊娠期高血压病史的患者，其生命后期心血管疾病的患病率激增，并且其子代终生也面临心血管疾病风险。

有研究表明，妊娠期高血压的母亲，其血管舒张功能损伤，血管弹性下降，胎盘体积减小，胎盘灌注降低，引起胎儿的营养不足以及供氧不足，进而导致新生儿出生体重低于正常。此外，营养缺乏也会导致胎儿在发育早期血管结构和功能发育的改变，而这些变化又易引起胎儿成年后血压上升。妊娠期高血压母亲的子代在儿童和青少年期似乎具有高于正常的体重指数（BMI）[161]，血压，肺部和全身血管功能障碍，并且在以后的生活中卒中风险几乎增加一倍。此外，妊娠期高血压容易引起早产，进而也会导致出生体重过低。低出生体重与成年期冠心病或中风引起的动脉高血压，颈动脉硬化和死亡风险增加有关。然而，也有一些研究表明，妊娠期高血压与后代的健康之间的关联与出生体重无关。在一项针对 16000 名妊娠期高血压患者的年轻成年子代长期的跟踪调查中发现，其与正常妊娠的子代相比，具有更高的心血管因素风险，SBP 和 DBP 显著升高。

妊娠期高血压对胎儿发育的影响涉及心脏、血管、交感神经-肾上腺系统、肾、免疫系统、炎症及内分泌系统等多方面器官系统的结构和功能。而妊娠期高血压的子宫环境引起的子代心血管疾病的发生与胎儿期表观遗传学变化显著相关，这可能是妊娠期高血压与人类成年后健康之间关联的机制之一。在胎儿发育的不稳定期暴露于不良环境，就会引起表观遗传学发生改变，进而导致成年期心血管功能下降，心血管疾病发病率增加。

胰岛素样生长因子 2 是一种父系表达基因，而 G 蛋白 α 亚基是一种印迹基因，具有高度复杂的印迹表达模式，可产生母本、父本和双等位基因表达的转录本。这些印迹基因的差异甲基化区域的甲基化在原肠胚形成之前建立，并且对早期发育环境非常敏感，但在个体生命的整个过程中可以保持相对稳定。胰岛素样生长因子 2 差异甲基化区域的甲基化水平受怀孕期间叶酸摄入和妊娠期高血压的影响。调节生长和代谢的这些印迹基因的甲基化水平的改变与这些不良的产前条件诱导的低出生体重相关，并且随后导致成年后糖尿病和高血压的发展。

研究发现，暴露于妊娠期高血压子宫内的胎儿，其脐带血内 11β-羟基类固醇脱氢酶 2 基因（11β-hydroxysteroid dehydrogenase type 2，HSD11B2）启动子和胰岛素样生长因子 2 的甲基化程度下降。HSD11B2 在胎盘中大量表达，并控制皮质醇的细胞内浓度。与正常妊娠相比，先兆子痫患者胎盘内 HSD11B2 的表达和活性降低，进而导致胎儿血液中皮质醇水平提高。糖皮质激素，如皮质醇和皮质酮可控制胎儿的产前和产后发育，演变为糖皮质激素编程，进而影响心血管系统等的结构和功能[162]。

第二节 成人期环境诱发高血压的表观遗传机制

环境因素对成年后机体的影响也可以通过表观遗传机制进行调控。由于重编程作用，细胞对环境压力，如营养不良、有毒化学物质、感染和精神压力等的敏感性增加，可导致表观遗传模式改变。这一概念得到了流行病学研究的进一步支持。研究表明，社会和环境压力会影响表观遗传过程，这些过程导致成人在包括高血压在内的疾病方面的健康差异。这些观察结果均表明，DNA 与环境因素相互作用可诱导表观遗传模式改变，进而通过改变基因表达来调节机体生理功能和疾病的发生（图4-2）。

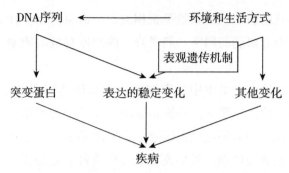

图 4-2 表观遗传机制在疾病机制中的作用[163]

一、肥胖诱发高血压的表观遗传机制

流行病学研究表明，在各个人群中BMI与血压之间几乎均呈线性关系，并且这种关系在 8～11 岁时可能就已经出现。根据健康与营养调查，超重男性和女性患高血压的风险均显著增加，而肥胖受试者的风险更高。在一项长达 30 年的随访研究中发现，肥胖是高血压的一个独立心血管危险因素。在对原发性高血压家族史与体重增加关系的研究中发现，健康且血压正常的 25 岁子代与同性别的高血压子代的血压差别不大。5 年后，两组的静息血压仍然相同，但高血压后代的体重、BMI 和腰臀比显著增加。与正常血压受试者相比，高血压患者的体重增加 2～3 kg，表明升高血压的机制与刺激食物消耗或降低能量消耗的机制之间存在联系。

肥胖，尤其是内脏肥胖，与高血压密切相关。人类肥胖与高血压的关系最早由 Vague 于 1956 年提出，他将肥胖患者分为"上肢肥胖"型和"下肢肥胖"型，其中，心血管和代谢并发症的发病率在"上肢肥胖"型中更为普遍。然而，并非所有肥胖个体都会出现此类并发症，且一些体重正常的成年人也会出现代谢综合征及其并发症。其主要原因是体内脂肪分布异常，例如内脏脂肪组织过多，是比体重更重要的因素。据报道，内脏肥胖是肥胖人群和动物模型中高血压、糖尿病、高脂血症和动脉粥样硬化发病的重要危险因素。内脏和皮下脂肪细胞可能以不同的方式发挥作用。内脏脂肪组织是多种脂肪因子的来源，例如 TNF-α、白细胞介素-6、纤溶酶原激活剂抑制剂-1、血管紧张素原、C 反应蛋白和瘦素等，其中大部分具有促炎症作用。与这些脂肪因子不同，抗炎和血管保护性脂肪因子脂联素的血清水平在肥胖患者中会降低。此外，血浆醛固酮浓度与内脏脂肪组织的数量呈正相关，与血浆肾素活性无关。几项研究表明，脂肪组织会分泌脂肪因子，刺激肾上腺细胞释放醛固酮，因此又称为醛固酮释放因子。

在肥胖受试者的许多组织中发现细胞外液容量增加和血流量增加等情况，并且静脉回流和心输出量增加。心输出量随着体重增加而增加，使脂肪组织和其他组织血流供应增加以满足代谢需求。在肥胖早期，肾小球滤过率和肾血流量增加，导致肾钠吸收增加。长期高血压可导致肾血管舒张、肾小球滤过率增加和神经体液激活，进而引发更严重的高血压、肾小球损伤和肾排泄钠能力受损，肾单位和肾功能逐渐丧失。在这种情况下，肥胖受试者需要比正常受试者更高的血压来维持钠平衡，因此肥胖受试者可能出现盐敏感性高血压。影响肥胖受试者肾脏排泄钠能力的重要因素包括内脏脂肪增加对肾脏的物理压迫以及交感神经系统和 RAAS 系统的激活。此外，肥胖者通常会出现代谢紊乱，引发高胰岛素血症、葡萄糖耐受不良、血脂异常和炎症，进而加速肾钠重吸收和肾损伤[164]。

在许多肥胖动物模型和人类肥胖受试者中均发现了交感神经活动的增强。多项证据表明，增加的交感神经活动有利于肥胖相关的高血压的发展。α/β 肾上腺素能阻滞剂可降低交感神经活性并预防肥胖相关的高血压。肥胖的高血压患者和动物通常表现出血压的盐敏感性增加，特别是在肾脏中。研究还表明肾脏交感神经是血压盐敏感性增加的重要影响因素。肾交感神经活性增加导致的抗利尿作用主要是由肾素分泌增加、肾血流量减少和肾小管重吸收增加介导的。β_2 肾上腺素受体可通过抑制远端小管中的丝氨酸-苏氨酸蛋白激酶 WNK4 激活 Na-Cl 协同转运蛋白。WNK 激酶通过影响循环血中 RAAS 和交感神经活动，影响 Na-Cl 协同转运蛋白的活性。在低盐饮食中，Ang Ⅱ 水平的增加可以 STE20/SPS-1 相关脯氨酸/丙氨酸激酶依赖性方式参与 Na-Cl 协同转运蛋白的激活。醛固酮也可通过 WNK4-细胞外信号调节激酶信号通路，进而促进饮食盐介导的 Na-Cl 协同转运蛋白水平增加。

RAAS 激活与肥胖引起的高血压的发展密切相关。肥胖中的 RAAS 激活由多种因素诱导，例如肾脏受压、交感神经活动增强以及脂肪组织中可能产生的局部 RAAS 增多等。脂肪组织中包含 RAAS 的所有成分，包括血管紧张素原、肾素、血管紧张素转换酶、Ang Ⅱ 及其受体 AT1R 和 AT2R。一般来说，血管紧张素原主要在肝脏中产生。然而，肥胖受试者的脂肪组织分泌的血管紧张素原显著增加。Yiannikouris 等人对脂肪细胞血管紧张素原缺陷小鼠 AgtaP2 的研究表明了脂肪细胞衍生的 Ang Ⅱ 在肥胖相关高血压发展中的重要性。他们发现，高脂肪饮食仅在野生型同窝小鼠中诱导血压升高，而对 AgtaP2 的血压没有显著影响，尽管两者的体重增加相似，脂肪量几乎相同。这两种小鼠的血浆血管紧张素原蛋白水平相似；然而，血浆 Ang Ⅱ 水平仅在高脂肪饮食的野生型同窝仔中增加，而在 AgtaP2 中则没有显著变化。该研究表明，脂肪组织是肥胖高血压发展中 Ang Ⅱ 的主要来源。然而，脂肪细胞衍生的血管紧张素原或 Ang Ⅱ 是否对肥胖的血压调节有重大影响尚待确定。脂肪组织中的 RAAS 不仅可以通过 ACE 催化 Ang Ⅱ 生成，还可通过组织蛋白酶和糜酶催化 Ang Ⅱ 生成。

人类的遗传学研究表明，肥胖相关的高血压与多种基因的遗传变异有关，例如 TNF-α、糖皮质激素受体、醛固酮合酶 CYP11B2 以及血清和糖皮质激素调节激酶 1（serum and glucocorticoid-regulated kinase 1，SGK1）等，其中大部分与醛固酮分泌和信号传导密切相关。例如，醛固酮下游效应物 SGK1 可导致高血压、卒中、肥胖和 2 型糖尿病的易感性增加。高果糖或高脂肪饮食会导致高胰岛素血症和肥胖，使野生型小鼠的高盐摄入对血压更敏感，但在 SGK1 基因敲除小鼠中则不然[165]。在这种机制中，胰岛素激活 SGK1 可能会刺激肾小管盐的重吸收并导致高血压的发展。在肥胖受试者中，内脏肥胖增加会加剧促炎和抗炎脂肪因子的失衡、高醛固酮血症和包括高胰岛素血症在内的代谢紊乱，其中，醛固酮及其相关因素与高血压的发展密切相关。

尽管遗传和基因组研究取得了巨大进展，但只有 10% 的基因功能被明确。显然，遗传学本身并不能解释包括高血压和肥胖在内的心血管疾病表型异质性的发生。有机体与环境因素的相互作用可能取决于其他方面，例如表观遗传学。毫无疑问，基因-环境相互作用在肥胖相关的高血压中起着重要作用。研究证实，环境（饮食、生活方式、工作条件、吸烟、各种传染源等）对遗传信息的影响可能是通过 DNA 损伤产生的，但表观遗传似乎在其中发挥了更重要的作用。大量研究已经证实了环境因素如何改变表观遗传的过程，从而影响特定细胞和细胞谱系中基因表达的表观遗传标记和下游模式。表观遗传变化不仅贯穿于个体生物的一生中，而且可能会代代相传。研究表明，肥胖或高血压等复杂疾病可能与高度互连的基因网络密切相关。基因网络、环境因素和表观基因组组成更复杂的网络结构，在特定疾病中构成协作关系（图 4-3）。

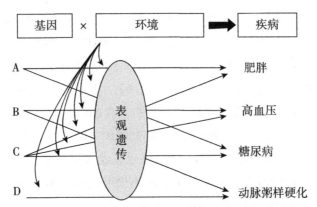

图 4-3　基因、环境和表观基因组在疾病病因学中的相互作用[166]

一方面，高脂饮食可改变下丘脑内侧调节进食和能量代谢的神经肽的表达，进而对脂肪细胞和肝脏基因表达产生影响。这一过程可能受表观遗传多种模式的共同调控。在成年啮齿动物研究中发现，长期高脂饮食对肥胖相关关键基因的甲基化状态均有影响，例如脂肪组织中的瘦素或大脑中的黑皮质素受体4，这可能导致相关基因表达的变化，进而影响食欲。另一方面，尽管禁食会减少下丘脑乙酰化组蛋白 H3 和 H4 阳性细胞的数量，但 4 周内的高脂饮食会导致组蛋白去乙酰化酶 HDAC5 和 HDAC8 的表达增加。这些研究表明，高热量饮食改变了表观遗传模式，进而调节参与控制食欲和能量代谢的基因的表达。

越来越多的实验和流行病学研究证实，肥胖会诱发局部或全身性炎症。当炎症和代谢应激的反调节回路由于遗传或表观遗传改变而受到损伤时，就会引发糖尿病、高血压等一系列症状。炎症反应非常复杂，需要通过表观遗传对许多不同水平上运行的功能机制进行精确调控，例如组织中存在的不同类型的免疫细胞、不同信号通路对炎症刺激的反应以及基因的调控等。在炎症过程中，中性粒细胞和巨噬细胞释放的 ROS 和活性氮可导致氧化应激和组织损伤，抑制 HDAC 从而激活沉默的基因。同样，ROS 的产生也可导致信号级联反应的激活，例如细胞外调节蛋白激酶信号通路 ERK，反过来诱导 NFκB 免疫反应，引发组蛋白乙酰化和去乙酰化的变化，最终影响转录过程。炎症可以诱导一定程度的缺氧，进而又可以通过 HIF-1 增强巨噬细胞的能力，进而增加一系列促炎介质，比如 MIF、TNF、IL-6、IL-10 的释放。HIF-1 还可以通过抑制 HDAC2 及促进 H3K9 脱甲基酶表达影响组蛋白代码。

如上所述，肥胖引起的相关并发症与表观遗传修饰模式的改变有关。在肥胖青少年血液中发现，其白细胞 DNA 甲基化发生改变，其中，外周血白细胞中 TFAM 基因启动子的甲基化程度与青少年的胰岛素抵抗有关。而胰岛素抵抗是心血管疾病的重要危险因素之一。

二、缺氧诱发高血压的表观遗传机制

阻塞性睡眠呼吸暂停可引发慢性间歇性缺氧而对心血管系统造成危害。这是一种高度流行的呼吸系统疾病，其特征是睡眠期间呼吸周期性暂停[167]。研究表明，阻塞性睡眠呼吸暂停容易引发高血压，呼吸暂停事件的频率与高血压之间存在显著的相关性。

慢性持续缺氧可引发一系列生理适应以维持 O_2 稳态，包括红细胞生成的增加、新血管的形成和细胞的代谢重编程。红细胞数量的增加提高了 O_2 的承载能力，而血管生成促进了含氧血液向组织的运输，并且需要重组代谢机制以减少 O_2 消耗并在长时间缺氧的情况下维持氧化还原稳态。

暴露于慢性间歇性缺氧的啮齿动物交感神经活动增强，并易引发高血压。颈动脉体是监测动脉血 O_2 水平的主要感觉器官，其引发的过度反射是导致交感神经活动增强和高血压的主要原因之一。由 ROS 水平增加引起的氧化应激是慢性间歇性缺氧诱发的自主神经异常的主要细胞机制[168]。短期间歇性缺氧引起的 ROS 水平升高是由编码促氧化酶基因（例如编码 NADPH 氧化酶 2 的 Nox2）的 HIF-1 依赖性转录增强和抗氧化酶（AOE）基因的 HIF-2 依赖性转录减少介导的。大鼠暴露于短期间歇性缺氧后，室内空气的恢复可使 ROS 水平恢复正常。与此形成鲜明对比的是，长期间歇性缺氧诱发的 ROS 水平在室内空气恢复期间仍持续升高，表明可能存在急性转录调控以外的机制在长期间歇性缺氧诱发 ROS 持续产生过程中发挥了关键作用。

缺氧诱导因子 HIF 是缺氧反应中的重要的一环，而表观遗传过程对于 HIF 转录程序的调节至关重要，许多对持续缺氧的生理反应是在转录水平上通过 HIF-1 与位于靶基因附近的缺氧反应元件（hypoxia-response element，HRE）结合来介导的。HIF-1 结合位点序列 5′-RCGTG-3′ 包含一个 CpG 二核苷酸，因此，HIF-1 依赖的基因调控可能对 DNMT 引起的胞嘧啶甲基化敏感。表观遗传通过沉默与 HIF 相关的基因，包括 von Hippel-Lindau 和 EPAS1[169]，对 HIF 转录程序进行调节。EGLN1 编码脯氨酰羟化酶 2（prolyl hydroxylase 2，PHD2），以 O_2 依赖性方式负调节 HIF-1α 的稳定性。此外，EPAS1 的启动子区域完全被 CpG 岛包围，也可编码 HIF-2α。DNA 甲基转移酶 3a 可导致 EPAS1 启动子 CpG 位点的从头甲基化，进而抑制缺氧条件下 HIF-2α 介导的基因表达。

EPO 可编码促红细胞生成素，是最具特征的缺氧诱导基因之一。促红细胞生成素通过抑制红细胞祖细胞的凋亡来增加红细胞增殖，从而在持续缺氧期间促进红细胞生成并增加血液携带 O_2 的能力。据报道，EPO 基因启动子和 5′-非翻译区（5′-UTR）包含一个 CpG 岛，CpG 岛的甲基化程度与基因表达呈负相关。甲基化以两种方式抑制 EPO 基因：5′-UTR 的高密度甲基化将甲基-CpG 结合蛋白募集到启动子，而近端启动子中 CpG 的甲基化阻断了介导转录激活的核蛋白的 DNA 结合。DNA 甲基化事件可调控促红细胞生成素的缺氧诱导，促红细胞生成素是一种多效性细胞因子，是红细胞生成的核心驱动因素。此外，缺氧还可调节组蛋白乙酰转移酶和去甲基化酶。表观遗传可通过这种方式影响基因表达，产生对急性缺氧暴露的生理反应，并可能进一步导致持久的表型特征变化。

研究发现，暴露于长期间歇性缺氧的大鼠在颈动脉体、肾上腺髓质及与颈动脉体反射相关的脑干区域的相关基因 DNA 甲基化程度增加，包括超氧化物歧化酶 1 和 2（SOD1、SOD2）、过氧化氢酶、硫氧还蛋白还原酶 2、过氧还蛋白 4 和谷胱甘肽过氧化物酶 2。SOD2 基因启动子区域的亚硫酸氢盐测序结果发现，在分析的 25 个 CpG 位点中，单个 CpG 二核苷酸在相对于转录位点 +157 bp 处发生甲基化。与长期间歇性缺氧不同，暴露于短期间歇性缺氧的大鼠中未发现 SOD1、SOD2、过氧化氢酶、硫氧还蛋白还原酶 2、过氧还蛋白 4 和谷胱甘肽过氧化物酶 2 等基因的 DNA 甲基化变化[170]，表明长时间暴露于慢性间歇性缺氧是触发 DNA 甲基化模式改变的必要条件。

长期间歇性缺氧诱发的 DNA 甲基化与 DNMT1 和 DNMT3B 蛋白表达的增加及其活性升高有关。在长期间歇性缺氧期间或恢复期间，用 DNA 甲基化抑制剂 decitabine 可防止 DNA 甲基化，使相关抗氧化酶 SOD1、SOD2、过氧化氢酶、硫氧还蛋白还原酶 2、过氧还蛋白 4 和谷胱甘肽过氧化物酶 2 等基因的表达恢复正常，从而改善 ROS 水平、颈动脉体化学感受性反射和血压。这些结果表明，长期间歇性缺氧通过 DNA 甲基化抑制抗氧化酶基因的表达，进而引起颈动脉体反射过程中的氧化应激，导致长期高血压和呼吸不稳定（图 4-4）。

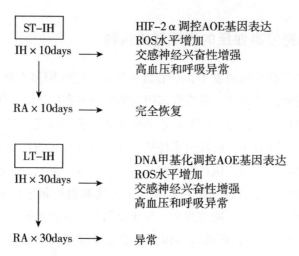

注：ST-IH：短期间歇性缺氧；LT-IH：长期间歇性缺氧；AOE：抗氧化酶；RA：室内空气；ROS：活性氧；HIF-2α：缺氧诱导因子-2α。

图4-4　DNA 甲基化在长期间歇性缺氧（LT-IH）导致高血压和呼吸异常中的作用示意图[171]

慢性间歇性缺氧还会导致炎症反应途径的选择性激活。研究发现，慢性间歇性缺氧可导致血液中炎症因子浓度升高，例如 IL-6、IL-8 和 TNF-α，进而导致体重增加。这一过程可能受到多种表观遗传机制的异常调节，包括 DNA 甲基化，组蛋白和 miRNA 的共价修饰等[172]。慢性间歇性缺氧的儿童闭塞后反应性充血发生改变，这种血管反应依赖于由 Nos2 编码的 eNOS 途径。研究发现，具有异常闭塞后充血的儿童其 Nos2 基因转录起始位点 −171 位置的 CpG 位点发生甲基化，Nos2 基因表达降低。

值得注意的是，暴露于慢性间歇性缺氧的新生幼鼠颈动脉体化学反射活动显著增加。研究发现，在新生儿时期，暴露于慢性间歇性缺氧的大鼠在成年后出现呼吸不规则、呼吸暂停和高血压等症状。与成年大鼠不同，在氧环境恢复正常后，慢性间歇性缺氧对新生儿的影响仍然存在，并可一直持续到成年。新生儿期暴露于慢性间歇性缺氧的成年大鼠其 SOD2 基因启动子区的单个 CpG 二核苷酸位点的 DNA 甲基化水平显著增加，SOD2 蛋白和 mRNA 表达受抑制。对于暴露于慢性间歇性缺氧环境的新生大鼠，施用 DNA 甲基化抑制剂 decitabine 处理可预防成年后的氧化应激和高血压等心血管疾病。这些发现表明，新生儿慢性间歇性缺氧可通过抗氧化酶基因（如 SOD2）下调引起的氧化还原状态的改变引发高血压，DNA 甲基化是其重要的调控机制。

三、吸烟诱发高血压的表观遗传机制

吸烟可诱导各种疾病的发生，是心血管疾病、慢性阻塞性肺病（COPD）和癌症等疾病的重要危险因素。尽管许多国家的吸烟率有所下降，但它仍然是世界上主要的死亡原因之一，每年可造成近 600 万人死亡。即使戒烟几十年，吸烟的经历也能带来引发高血压、慢性阻塞性肺病和卒中等疾病的长期风险。烟草中的许多化学物质都具有毒性，包括多环芳烃（苯并［a］芘）、N-亚硝胺、重金属（镍、镉、铬和砷）、生物碱（尼古丁及其主要代谢物可替宁）和芳香胺等。吸烟可引起炎症和免疫改变、遗传改变、氧化损伤、内皮功能障碍、细胞衰老等一系列损伤[173]。然而，蛋白质编码基因并不能完全解释其全部机制。表观遗传变化可能在其中也发挥了至关重要的作用。DNA 甲基化、组蛋白修饰和 ncRNA 表达的变化等表观遗传学模式的改变反应了环境刺激（如 CS、空气污染和饮食变化）对机体影响的动态过程。导致基因表达异常或沉默的表观遗传失调在吸烟诱发的相关疾病中发挥重要作用。

除了母亲吸烟导致新生儿的表观遗传变化之外，Launay 等人研究发现，吸烟对成人特异性基因的甲基化水平也有直接影响。在对长期吸烟者、从不吸烟者和平均戒烟 13 年的戒烟者的新陈代谢研究中发现，血小板 5-羟色胺和血浆 5-羟基吲哚乙酸（人类血清素的主要代谢物）均与心血管疾病风险密切相关。然而，这种相关性在调整吸烟状况后消失，表明吸烟对研究结果的影响至关重要。此外，研究还发现，吸烟者和戒烟者的 B 型单胺氧化酶（MAOB）基因启动子区 CpG 位点的甲基化水平显著降低，这可能是由于香烟烟雾引起的脱甲基酶活性增加所致。依赖 MAOB 的 5-HT 分解代谢也与酒精成瘾、癌症易感性、行为和心理健康有关，因此，这种影响可能会超出心血管损伤的范畴，而产生更大的危害。

DNA 甲基化变化是对各种生活方式因素的反应，包括吸烟。几项研究表明，吸烟与多个 CpG 位点的 DNA 甲基化改变之间存在重要的关联。一些与吸烟相关基因的 DNA 甲基化位点也可调控高血压、冠心病等心血管疾病的发展。研究发现，吸烟者与非吸烟者的相关基因 DNA 甲基化水平具有显著差异。与吸烟相关的差异甲基化位点可作为终生吸烟暴露的生物标志物，可以阐明烟草暴露导致多种疾病发生的分子机制。

DNA 甲基化的改变可能是介导吸烟诱导高血压等疾病的一种重要机制。几项基于不同样本量、种族和地区的表观基因组关联研究已经证实，多个 CpG 位

点的 DNA 甲基化改变均是由吸烟诱导产生的[174]，并可能导致基因转录的变化和疾病易感性的增加。对近 16000 个血液来源的 DNA 样本进行全基因组 DNA 甲基化分析发现，在吸烟者与非吸烟者中，18760 个 CpG 相关的 7201 个基因（几乎占所有已知人类基因的三分之一）存在甲基化水平的差异，吸烟诱导的 DNA 甲基化水平的改变是一种可逆的基因调控修饰。戒烟后，在吸烟者与不吸烟者之间存在的大多数差异甲基化 CpG 位点在戒烟 5 年内可恢复到吸烟之前的水平。然而，一些甲基化基因即使在戒烟 30 年后也无法完全恢复，表明吸烟可能对人类健康持久损伤。鉴于吸烟是许多慢性疾病的既定风险因素，这些位点可以作为当前和终生吸烟暴露的客观生物标志物，可量化与吸烟相关疾病的风险。由于 DNA 甲基化主要由 DNMT 催化，研究人员发现，与非吸烟者相比，吸烟者肺组织中 DNMT1 的表达明显更高。由此推测，吸烟可能通过上调 DNMT1 的表达水平来诱导基因超甲基化，进而导致靶基因下调。

研究发现，主动吸烟可能会促进组蛋白 H4 的乙酰化，而戒烟者则表现出组蛋白 H3 的乙酰化增加。组蛋白乙酰化是一个动态过程，取决于组蛋白乙酰转移酶（HAT）和组蛋白去乙酰酶（HDAC）之间的平衡。其中，HAT 的作用是添加一个乙酰基团，而 HDAC 可从保守的赖氨酸残基和非组蛋白中去除乙酰基团。研究表明，吸烟主要通过降低 HDAC 的活性和表达来诱导组蛋白乙酰化增加[175]。此外，HDAC 活性与吸烟暴露水平之间存在显著的负相关关系。在吸烟者的肺组织中，HDAC2、HDAC5、HDAC8、HDAC7 和 HDAC10 的表达显著降低。在烟雾处理的大鼠肺中，H3 和 H4 乙酰化蛋白数量增加，这与 HDAC1、HDAC2 和 HDAC4 的表达降低有关。据报道，在暴露于烟雾的支气管上皮细胞和肺泡巨噬细胞中，HDAC3 的表达和活性降低[176]。与其他 HDAC 相比，慢性吸烟者的肺组织中细胞质 HDAC6 的表达升高，部分原因是 HDAC6 的低甲基化。Sirtuin（SIRT）1~7 属于Ⅲ类 HDAC 家族。研究表明，当机体暴露于香烟烟雾时，SIRT1 的表达显著降低。在香烟烟雾诱导的高血压小鼠模型中，SIRT3 的表达降低，SOD2 的过度乙酰化使其活性受抑制，从而促进线粒体的氧化应激。其他 SIRT，如 SIRT4、SIRT5 和 SIRT6，在暴露于香烟烟雾时显著下调。除了对 HDAC 的影响，吸烟还会改变 HAT 的表达。在香烟烟雾处理的支气管上皮细胞中，HAT、cAMP 反应元件结合蛋白（cAMP-response element-binding protein，CBP/p300）的表达显著升高，并诱导多种乙酰化过程。简而言之，减少的 HDAC 作用和增加的 HAT 作用可能是吸烟诱导过度乙酰化的重要原因。

研究发现，香烟烟雾暴露可引起组蛋白甲基化的整体水平增加。在暴露于香烟烟雾的小鼠肺中，组蛋白 H3 残基（H3K27me2/3、H3K36me1/2、H3K56me2 和 H3K79me1/2）和 H4 残基（H4K20me1/2、H4R23me1、H4K31me2、H4R35me1/2、H4R36me1、H4R55me1 和 H4K77me1）的单甲基化和二甲基化程度显著增加。香烟烟雾可显著影响组蛋白甲基化的催化酶 HMT 的活性和表达。蛋白质精氨酸 N-甲基转移酶 6（protein arginine methyltransferase 6，PRMT6）是一种核酶，专门催化组蛋白 H3 中 R2 的二甲基化（H3R2me2a）。在之前的研究中发现，吸烟可能会导致 PRMT6 的蛋白质丰度降低。在香烟烟雾暴露的小鼠肺和内皮细胞中，H3R2me2a 水平降低，进而影响细胞凋亡和炎症[177]。zest 同源物 2 的增强子（enhancer of zeste homolog 2，EZH2）是一种特异性 HMT，可催化组蛋白 H3 赖氨酸 27 三甲基化（H3K27me3）。香烟烟雾可以增强 EZH2 的表达并提高 H3K27me3 的水平，后者在表观遗传上对基因转录进行调控。

组蛋白的磷酸化受到各种刺激的影响也会出现变化，例如亚砷酸盐、镍、紫外线 B 射线和吸烟等。吸烟可以剂量和时间依赖性方式显著诱导组蛋白 H3 以及组蛋白 H2AX 在丝氨酸 10 和丝氨酸 28 残基处的磷酸化。很多激酶，如核糖体 S6 激酶（ribosomal S6 kinase，RSK）和丝裂原应激激活激酶（mitogen- and stress-activated kinase，MSK），在特定的刺激或应激作用下可引起组蛋白 H3 磷酸化。Sundar 等人研究发现，香烟烟雾可激活 MSK1，这与组蛋白 H3S10 的磷酸化有关，并进一步促进促炎基因的表达。MSK1 敲低可抑制香烟烟雾诱导的组蛋白翻译后修饰和促炎基因的转录。MSKs 可被胞外信号调节激酶（extracellular signal-regulated kinase，ERK）和 p38 丝裂原活化蛋白激酶（p38 mitogen-activated protein kinase，p38 MAPK）通路通过一系列复杂的磷酸化和自磷酸化反应激活。大量研究表明，吸烟可以激活 ERK 和 p38 MAPK 通路[178]。另一个 MAPK 亚家族——c-jun N端激酶（c-Jun N-terminal kinase，JNK），介导部分应激反应可诱导 H3S10 的磷酸化，吸烟也可激活 JNK 通路。总之，这些发现表明吸烟可以通过激活各种激酶来诱导组蛋白磷酸化改变。

大量研究证实，吸烟会导致泛素-蛋白酶体系统活性增强，进而诱导 Akt 蛋白降解。其中，Akt 在细胞存活和增殖中起关键作用。泛素化是由泛素激活酶 E1、泛素结合酶 E2 和泛素连接酶 E3 催化，连续逐步进行的三个主要酶促反应完成的。吸烟可通过激活 p38 MAPK 信号通路，进而引起肌肉萎缩盒 F 基因（muscle atrophy F-box，MAFbx/atrogin-1）和肌肉环状指基因 1（muscle ring finger-1，MuRF1）表达上调，最终导致肌肉收缩蛋白以时间和剂量依赖性方式降解。与其对 p38 MAPK 通路的影响类似，香烟烟雾暴露也可导致 NFκB 激活，使 MuRF1 基因表达水平上调，引起主要的收缩蛋白肌球蛋白重链的时间依赖性降低，肌管直径减小。线粒体 E3 泛素蛋白连接酶 1（ubiquitin protein ligase 1，MUL1）是一种新型 Akt 泛素 E3 连接酶。吸烟可以显著提高 MUL1 表达和 Akt 泛素化。同时，敲低 MUL1 可抑制吸烟诱导的 Akt 泛素化并抑制细胞质 Akt 和 p-Akt 的表达降低。USP17 已被证明是一种 E3 去泛素化酶，可抑制蛋白酶体介导的转录因子降解。HDAC2 在蛋白酶体中过度泛素化和降解，这种作用主要是由吸烟诱导上皮细胞和巨噬细胞中的 USP17 低表达引起的。而过表达的 USP17 则可抑制吸烟诱导的 HDAC2 降解[179]。

研究表明，miRNA 在调节细胞生长、分化、增殖、凋亡和器官发育等各种生理和病理过程中发挥关键作用。据预测，大约 30% 的已知人类蛋白质编码基因受 miRNA 调控。因此，miRNA 表达的改变与各种人类疾病密切相关。作为一种不稳定的单链 RNA，miRNA 很容易受到环境化学物质的影响，而香烟烟雾暴露对 miRNA 的影响非常显著。研究表明，暴露于香烟烟雾会导致 miRNA 的整体水平表达的改变。Izzotti 等人对暴露于香烟烟雾 28 天大鼠的 miRNA 表达模式进行了研究。研究发现，香烟烟雾暴露组和对照组大鼠之间的差异显著。在分析的 484 个 miRNA 中，有 126 个 miRNA 至少下调了两倍，占比约 26.0%；24 个 miRNA 下调了 3 倍以上；只有 7 个 miRNA 被上调。此外，他们还研究了香烟暴露对小鼠 miRNA 表达的影响。与之前的研究结果一致，香烟烟雾暴露也可引起小鼠多数 miRNA 下调。此外，Izzotti 及其同事还发现香烟烟雾对 miRNA 的剂量和时间依赖性影响。在出生后 12h 内暴露于不同剂量香烟烟雾并持续 4 周的小鼠，在戒烟后 miRNA 改变具有持续性特点。低剂量（$119\sim292$ mg/m^3）的影响不显著，而最高的亚致死剂量（438 mg/m^3）则产生了普遍的 miRNA 下调。大多数改变的 miRNA 在戒烟 1 周后可恢复正常。然而，当暴露于香烟烟雾 4 个月时，在小鼠中检测到的 miRNA 变化在戒烟后可持续 3 个月。这些结果表明高剂量和长期暴露于香烟烟雾对 miRNA 改变可能具有不可逆的影响，这与吸烟相关疾病，比如高血压等的发病率升高密切相关。

香烟暴露诱导的 miRNA 失调也已在人类中得到证实。Schembri 等人对 10 名吸烟者和 10 名不吸烟者的全基因组 miRNA 表达进行了检测。在检测到的 232 种 miRNA 中，有 28 种 miRNA 存在差异表达，其中 82% 在当前吸烟者中表达显著下调。他们还对 60 份吸烟者的活检组织进行了分析，发现 69 种 miRNA 在吸烟者和非吸烟者中差异表达，其中绝大多数被下调。在人外周血单核细胞中发现，25 个 miRNA 在吸烟减少前后差异表达，其中大部分在吸烟减少后显著上调，表明戒烟后 miRNA 有恢复的趋势。此外，吸烟还可以诱导人胎盘和精子中 miRNA 的变化，进一步改变精子或胚胎基因的表达。这一发现可能在一定程度上解释了为什么吸烟诱导的有害表型可以传递给吸烟者的后代。

lncRNA 在氧化应激、炎症、细胞生长和活力、细胞凋亡、迁移、转录和转录后水平的代谢等各种生物过程中均发挥了重要的作用。据报道，lncRNA 的异常表达会影响许多人类疾病的进展，包括吸烟引起的高血压等症状[180]。在一项对非吸烟者和吸烟者全基因组 lncRNA 表达的研究中发现，与非吸烟者相比，在吸烟者中有 87 个 lncRNAs 显著上调，244 个被下调。在对小鼠的研究中发现，暴露于香烟烟雾的小鼠与正常组小鼠相比，109 个 lncRNA 存在差异表达，这一发现可能为确定吸烟引发的相关氧化应激和内质网应激的分子机制提供了新的见解。

研究发现，炎症可能是吸烟引发高血压的重要危险因素，其特征是易感个体中炎症细胞的流入和细胞因子的分泌。近年来，有证据表明表观遗传修饰可以解释香烟烟雾暴露与炎症之间的联系。研究发现，吸烟可诱导 cg05575921（芳烃受体阻遏物，AHRR）低甲基化[181]。AHRR 的低甲基化与更高的 C 反应蛋白水平和未来患心血管疾病的风险增加有关。此外，吸烟可能通过降低凝血因子 Ⅱ（凝血酶）受体样 3 基因中 cg03636183 的 DNA 甲基化水平引起血清 IL-18 水平增强。

组蛋白 H3 和 H4 的乙酰化与炎症中促炎基因的转录密切相关。在吸烟者中发现乙酰化组蛋白 H4 表达升高。吸烟可以改变 HAT 和 HDAC 的活性，从而增强组蛋白乙酰化水平，进而促进 NFκB 依赖性炎症基因的表达。除了组蛋白，许多非组蛋白也可以被 HAT 和 HDAC 乙酰化和去乙酰化。研究表明，NFκB 可以在多个赖氨酸残基处被乙酰化。NFκB p65 亚基在第 310 位赖氨酸或第 221 位赖氨酸处的乙酰化增强了 NFκB 的转录活性和 DNA 结合亲和力，而第 122 位赖氨酸和第 123 位赖氨酸的乙酰化促进了 NFκB 在细胞核中的重新定位[182]。因此，吸烟可以通过上调 HAT 和抑制 HDAC 活性诱导 NFκB 乙酰化，进而促进炎症的发生。

组蛋白的磷酸化也可引发炎症反应。COX2 是激活细胞炎症反应的重要催化酶。组蛋白 H3 在丝氨酸 10 和丝氨酸 28 处的磷酸化在促进 COX2 表达中起着关键作用。组蛋白 H3 丝氨酸 10 处的磷酸化发生在 NFκB 调节的细胞因子的启动子上，可增加 NFκB 结合侧的可及性。研究发现，吸烟诱导的促炎基因启动子上的组蛋白 H3 乙酰化可激活 NFκB 的抑制蛋白，这对 NFκB 导向基因的激活至关重要。

MSK1 是一种重要的下游激酶，参与吸烟诱导的 NFκB 激活和组蛋白 H3 的磷酸化和乙酰化。NFκB 抑制剂富马酸二甲酯可以通过 MSK1 抑制组蛋白 H3 磷酸化来抑制 NFκB 依赖性趋化因子的分泌。IL-1 受体拮抗剂 IL-1Ra 与 IL-1 同源，能够结合但不激活 IL-1 受体。研究表明，IL-1Ra mRNA 和蛋白质的表达需要通过 MSK1 和 MSK2 诱导，而在小鼠中敲除 MSK 会导致 IL-1Ra 的产生减少。这些结果均表明 MSK1 对炎症有促进作用。核糖体 S6 激酶是另一种催化组蛋白 H3 磷酸化的激酶，吸烟也可能通过活化激酶诱导的组蛋白磷酸化来诱导炎症反应。

体内和体外研究均揭示了泛素蛋白酶体系统在吸烟诱导的炎症发生中的作用。吸烟可上调肌肉特异性 E3 泛素连接酶 MuRF1 和 MAFbx/atrogin-1 的表达。该过程与抑制性 κB-α（inhibitory kappa B-α，IκB-α）降解和 NFκB 活化有关。atrogin-1 是一种泛素蛋白连接酶。研究发现，atrogin-1 过表达显著抑制促炎相关基因，包括 IL-1β、IL-6、Ptgs2 和 Serpinb2 的表达，而通过 siRNA 敲低 atrogin-1 具有相反的作用。MUL1 作为一种 Akt 泛素 E3 连接酶，可催化 Akt 泛素化，在香烟烟雾暴露后可被上调[183]。研究表明，用 siRNA 和 shRNA 组合敲低 MUL1 可诱导干扰素（interferon-β，IFN-β）和 NF-kB 通路的激活。HDAC2 可以通过组蛋白和糖皮质激素受体的脱乙酰化抑制炎症基因的表达，在香烟烟雾暴露时可被泛素化和降解，进而诱发炎症反应。这可能是由吸烟诱导去泛素化酶 USP17 的低表达引起的。过度表达的 USP17 会抑制吸烟诱导的 HDAC2 降解。NLRP3 炎症小体由蛋白质核苷酸结合域和富含亮氨酸的重复 pyrin 蛋白 3、包含 CARD 的凋亡相关斑点样蛋白和促凋亡蛋白酶 caspase-1 组成。炎症小体被激活后，caspase-1 被裂解和激活，并释放促炎细胞因子，如 IL-1β 和 IL-18 [184]。据报道，吸烟可以通过单核细胞和巨噬细胞中的泛素蛋白酶体系统诱导 NLRP3 蛋白降解，从而减少 NLRP3 炎性体的形成并抑制随后的 IL-1β 和 IL-18 释放。这些结果表明，香烟烟雾可以通过 E3 泛素连接酶的上调或去泛素化酶的减少来提高泛素化水平，从而减少炎症反应和免疫抑制。因此，吸烟可能通过改变泛素蛋白酶体系统的活性来抑制免疫功能，使吸烟者更容易受到感染。

在过去几年中，人们对 miRNA 在吸烟诱导相关炎症过程中的作用越来越感兴趣。miRNAs 根据其在不同细胞类型中的表达而具有独特的功能，可以直接或间接地调节炎症反应。此外，在炎症反应过程中诱导的一些蛋白质也可以调节miRNA 的表达。值得注意的是，由于吸烟引起的几种 miRNA 失调，包括 let-7、miR-16、miR-21、miR-24、miR-29b、miR-30、miR-132、miR-135b、miR-145、miR-146a、miR-149、miR-150、miR-181、miR-195、miR-200、miR-212、miR-218、miR-223 和 miR-320，在功能上均与炎症相关。其中，与非吸烟者相比，吸烟者血清中 miR-132 表达上调，且 miR-132 表达水平与炎症细胞因子 IL-1β 和 TNF-α 水平成正相关。与不吸烟者相比，吸烟者 miR-195 水平显著升高。miR-195 敲低可通过调节 Akt 信号传导减轻吸烟诱导的炎症细胞浸润，以及 TNF-α 和 IL-6 的产生[185]，表明 miR-195 具有促进炎症的作用。然而，关于 miR-195 对炎症的影响仍存在争议。与正常受试者的水平相比，溃疡性结肠炎患者血清样品中的 miR-195 表达显著降低。此外，与激素敏感性溃疡性结肠炎患者相比，miR-195 在激素抵抗性溃疡性结肠炎患者中的表达进一步降低。上调 miR-195 可抑制 Smad7 基因的表达，并可通过抑制 TNF-β 信号通路加重炎症。这些结果表明 miR-195 的减少可能通过 Smad7 信号传导激活炎症，从而在溃疡性结肠炎的类固醇抵抗中起作用。

miR-146a 是一种炎症反应 miRNA，可以靶向 NFκB 信号通路。香烟烟雾暴露后 miR-146a 的表达水平显著降低。RelB 是一种 NFκB 蛋白，可通过上调miR-146a 抑制吸烟诱导的 COX2 表达，进而产生有效的抗炎特性。香烟烟雾会诱导 Let-7c 下调，通过抑制 NFκB 和 STAT3 可抑制炎症的发生[186]。即使在最低剂量的香烟烟雾中暴露，也可引起 miR-30 显著下调。这种 miRNA 参与了NFκB 的激活，是一种针对压力和毒物的一般防御机制。吸烟可诱导 miR-135b 显著上调。miR-135b 可与其自身的调节剂 IL-1 受体-1 及其下游效应子 Caspase-1 结合，发挥负反馈调节的作用。miR-223 在香烟烟雾暴露后可被下调，其过表达可通过靶向 IL-1 受体相关激酶 1 抑制 NFκB 信号传导。

研究发现，在体内和在体外暴露于香烟烟雾期间，miR-145、miR-149、miR-150、miR-181、miR-212 和 miR-218 的水平与炎症基因的表达同时升高。miR-145、miR-149、miR-150 或 miR-218 的过表达抑制了由吸烟诱导的炎症细胞因子的分泌[187]。miR-212 通过促进 Akt 的磷酸化可减少炎症的产生，而 miR-181 通过靶向 CCN1 可减少炎症反应、中性粒细胞浸润和炎症细胞因子的产生。

CCN1，也被称为 Cyr61，在香烟烟雾暴露后被上调，可通过激活 Wnt 途径导致 IL-8 释放增加。尼古丁以剂量依赖性方式降低 miR-24 的表达，并上调炎性细胞因子 TNF-α、IL-1β 和 NFκB 的表达。

苯并［a］芘是香烟烟雾的一种成分，可通过 TNF-α 和 NFκB 信号通路促进炎症反应，导致 IL-6 上调、miRNA（let-7a、miR-21 和 miR-29b）失调和 VEGF 激活。苯并［a］芘诱导的 let-7a 和 miR-29b 的下调以及 miR-21 的上调与炎症介质的表达改变密切相关。NFκB 抑制剂预处理可减弱苯并［a］芘介导的 miRNA 失调。尼古丁刺激诱导的 miR-16 和 miR-21 的上调在 NFκB 抑制后可恢复正常。香烟烟雾诱导 NFκB 的激活并下调 miR-200c 的表达。NFκB 活化的抑制也逆转了吸烟诱导的 miR-200c 表达降低。这些结果表明，let-7a、miR-16、miR-21、miR-29 和 miR-200c 是参与 NFκB 介导的炎症反应的下游靶标。CXCL8 是中性粒细胞浸润的关键介质，可作为中性粒细胞的化学诱导物。miR-320d 通过抑制 NFκB 活化可抑制吸烟诱导的 CXCL8 释放，从而表现出其抗炎功能[188]。此外，吸入皮质类固醇可以诱导 miR-320d 的增加。

lncRNA 的失调是各种炎症性疾病的重要发病机制之一。lncRNA 在炎症性疾病中的异常表达与许多炎症基因的表达以及信号通路的激活或抑制有关。吸烟可诱导 lncRNA 表达谱发生变化。研究发现，HOTAIR 可能是炎症反应的促进剂。HOTAIR 可诱导 TNF-α 生成，这一过程可被 NFκB 抑制剂抑制，表明 HOTAIR 可以通过激活 NFκB 信号通路促进 TNF-α 的产生。双链 RNA 依赖性蛋白激酶（protein kinase resource，PKR）是激活炎性体的必要蛋白激酶。HOTAIR 的表达升高可促进 PKR、TNF-α 和 IL-6 的表达。抑制 HOTAIR 会降低 PKR 以及 TNF-α 和 IL-6 的表达。lncRNA MALAT1 也是炎性细胞因子产生的重要调节剂。MALAT1 可以作为一种新型炎症调节剂，通过 p38 MAPK/NF-κB 途径起作用[189]。MALAT1 表达上调，可通过激活 p38 MAPK/NF-κB 加重心血管功能障碍和炎症，导致 TNF-α、IL-1β、IL-6、IL-10、IL-17 和 IFN-γ 生成增加。此外，敲低 MALAT1 可以逆转这些变化。LncRNA MALAT1 可与细胞核中的 NF-κB 相互作用，从而抑制 NFκB 的 DNA 结合活性并减少炎性细胞因子的产生。敲低 MALAT1 可以提高 TNF-α 和 IL-6 的表达。除了调节炎症因子的表达，HOTAIR 和 MALAT1 还可以被促炎细胞因子 IL-6 上调。此外，IL-6 阻断可显著降低 MALAT1 表达。这些结果表明 IL-6、HOTAIR 和 MALAT1 可能涉及反馈调节。综上所述，lncRNAs 在炎症反应过程中对基因转录的调控发挥作用，并与吸烟诱导的炎症性疾病密切相关。

四、营养不良诱发高血压的表观遗传机制

饮食因素在生物正常的生理功能过程中发挥重要作用，并参与很多病理进展的调节。研究表明，依赖于饮食因素的表观遗传修饰可以显著影响基因组的稳定性以及 mRNA 和蛋白质的表达，这些都与代谢功能障碍有关。代谢综合征产生的一系列问题可以引发高血压等心血管疾病，其中，基因-饮食相互作用是参与这一过程及其相关疾病进展的重要过程。一些表观遗传风险标记可以通过饮食和环境因素启动或逆转。

在对热量限制 3 周的小鼠研究中发现，小鼠在悬尾试验的不同时间和应激状态下诱导的皮质酮水平显著升高。压力增大与大脑区域促肾上腺皮质激素释放因子基因启动子的 DNA 甲基化程度及其蛋白和 mRNA 表达的特异性改变有关，这些变化不会随着重新进食而恢复正常。先前热量限制的小鼠在被喂食高脂饮食后，摄食量较对照组显著增加。促食欲激素、黑色素浓缩激素和食欲素水平显著升高，而在未受热量限制仅被喂食高脂饮食的小鼠中则未发现这一现象。因此，与热量限制相关的环境影响似乎可通过表观遗传机制对食欲通路进行重新编程，并改变大脑中的奖励回路。当环境允许时，热量限制又促进了小鼠的暴饮暴食。

流行病学和动物研究表明，热量限制和低蛋白饮食都会诱导成人表观遗传修饰和代谢的持续改变。葡萄糖转运蛋白 4 （glucose transporter 4，GLUT4）启动子的染色质免疫沉淀分析发现，热量限制促进了高脂饮食小鼠脂肪组织中的组蛋白 4 的乙酰化。据报道，在成年人中，由于低热量饮食导致的体重减轻会改变脂肪组织中不同基因的甲基化模式。

五、维生素 D 缺乏诱发高血压的表观遗传机制

高纬度地区由于紫外线辐射强度较低而使维生素 D 的产生减少，这可能是高纬度地区原发性高血压发病率升高的重要原因。在缺乏维生素 D 的原发性高血压患者中，紫外线辐射可通过提高 25 羟维生素 D 水平降低血压。大量研究结果证实，血压与 25 羟维生素 D 水平成显著负相关。血液 25 羟维生素 D 水平每增加 10 ng/ml，高血压风险降低 12%。

作为环境风险因素，维生素 D 缺乏很可能导致血管收缩和血管舒张信号之

间失衡，血管收缩功能增强，从而导致高血压的发生。适当高剂量的维生素 D 补充可使血液中 25 羟维生素 D 水平恢复正常，进而降低因维生素 D 缺乏而引发的血压升高。然而，在 45 岁以下的年轻人中，维生素 D 缺乏诱导高血压发生的概率较小，许多不同的血管保护因素，如利钠肽-环磷酸鸟苷系统的残余维生素 D 信号具有足够的代偿能力，足以维持血管收缩和血管舒张信号之间的稳定平衡，以保持正常的血压稳态。因此，维生素 D 缺乏在正常血压调节中并未发挥重要作用，维生素 D 对 45 岁以下人群血压的影响可能很小。

肾素由肾小球旁细胞合成和释放，通过刺激 Ang Ⅱ 和醛固酮的产生在血压调节中发挥重要作用。研究发现，维生素 D 受体缺乏小鼠肾素水平相比正常小鼠升高了 2 倍，血压水平显著升高。产生肾素的肾小球旁细胞中过氧化物酶体增殖物激活受体 γ 基因表达损伤，进而导致肾素 mRNA 水平和血浆肾素水平显著升高，但肾小球旁细胞特异性过氧化物酶体增殖物激活受体 γ 敲除小鼠的血压正常。这表明维生素 D 受体缺乏小鼠中肾素表达升高可能在维生素 D 受体缺失诱导的高血压中不发挥主要作用。肾小球旁细胞特异性维生素 D 受体转基因小鼠肾素基因表达降低了 50%，但血压正常，进一步表明肾素基因表达的适度变化可能不会对血压产生显著影响。此外，在肾素水平低或正常的 SHR 和 Ang Ⅱ 诱导的高血压小鼠（一种不依赖肾素的高血压小鼠模型）中，用维生素 D 或其类似物治疗可降低血压。这些结果表明，维生素 D 降低高血压动物的血压，与肾素水平无关。综上所述，上述证据支持这样一种观点，即在小鼠模型中观察到的肾素水平适度升高可能在维生素 D 信号缺乏引起的高血压中没有发挥重要作用。因此，受损的维生素 D 信号诱导高血压可能存在其他分子机制。

原发性高血压的基本特征是血管张力增强导致外周阻力增大。这主要是由内皮细胞和 VSMC 的直接或间接功能障碍决定的。研究发现，维生素 D 缺乏会对血管系统产生直接影响，导致血管阻力增大。内皮细胞特异性维生素 D 受体敲除小鼠血压正常[190]，表明内皮功能障碍在维生素 D 缺乏介导的高血压中发挥的作用有限。有研究表明，维生素 D_3 可负向调节内皮素和 Ang Ⅱ 诱导的 VSMC 增殖，表明激活的维生素 D 受体缺乏可能会增强内皮素和 Ang Ⅱ 信号诱导的血管收缩。此外，维生素 D_3 还可上调 VSMC 中鸟苷酸环化酶 GC-A 的表达，进而刺激 cGMP 的产生，导致血管舒张。这些数据表明，维生素 D 受体信号缺陷可能会下调 VSMC 中 GC-A 的表达和降低其活性，随后减少 GC-A/cGMP 信号，导致血管舒张功能受损。硝普钠诱导的血管舒张功能在维生素 D 缺失的雌性大鼠中也显著减弱，这可能涉及 NO-GC-cGMP 途径中的 NO 敏感性 GC 的功能。

交感神经激活增强也是高血压发病机制中的一个重要因素。维生素 D 缺乏可能会增强由交感神经活动增加引起的下游信号反应。例如，Ang Ⅱ 可通过增加中枢神经活动介导的 T 细胞活化和血管周围浸润来诱导高血压的发生，而维生素 D 可抑制效应 T 细胞的活性。因此，维生素 D 缺乏可能会加速交感神经外流，进而引起 T 细胞反应增强。

维生素 D 可通过与其同源核维生素 D 受体的直接或间接结合来发挥其作用。激活的维生素 D 受体可与中电导钙激活钾通道或小电导钙激活钾通道亚家族 N 成员 4（KCNN4）结合并提高其表达。KCNN4 编码 $K_{Ca}3.1$ 蛋白，可促进 VSMC 舒张。KCNN4 的基因缺失可导致血压升高。此外，激活的维生素 D 受体可通过直接结合 VSMC 中的启动子来上调 GC-A 的蛋白质和 mRNA 表达。

维生素 D 代谢的表观遗传调控影响多种生理机制并调节高血压的发生和发展。维生素 D 的主要表观遗传效应与组蛋白修饰有关，主要是乙酰化。维生素 D／视黄醇 X 受体二聚体与 HAT 相互作用可以诱导基因的转录激活。研究表明，维生素 D 也可能影响 DNA 的甲基化。维生素 D 系统具有多效性，可调节大约 3% 的人类基因组。为了保持平衡，对维生素 D 系统基因的严格调节至关重要。维生素 D 受体在不参与钙稳态的组织中的主要作用是控制调节细胞增殖、分化和凋亡的基因的表达。维生素 D 受体信号的表观遗传损伤是导致 1, 25-二羟基维生素 D_3 作用反应性降低的机制之一。这可能是由关键维生素 D 系统基因的启动子甲基化水平升高所致。

维生素 D 降解和代谢酶的表达可通过 1, 25-二羟基维生素 D_3 受体与维生素 D 反应元件的结合进行调节。1, 25-二羟基维生素 D_3 水平的主要调节因子和起信号传导作用的 "维生素 D 工具" 基因 CYP2R1、CYP24A1、CYP27B1 和维生素 D 受体易受到表观遗传调控。例如，维生素 D 受体效应的表观遗传修饰可以通过 CYP27A1 和 CYP27B1 以及维生素 D-分解代谢酶 CYP24 介导[191]。这些过程均可被组蛋白乙酰酶和脱乙酰酶调控。维生素 D 代谢的表观遗传调控影响多种生理机制并调节高血压的发生和发展。1, 25-二羟基维生素 D_3 浓度降低与氧化和亚硝化应激、炎症和内皮过度激活的标志物增加密切相关。此外，研究发现，通过表观遗传机制，人类免疫缺陷病毒 HIV 可通过维生素 D 受体的下调和肾素-血管紧张素系统的激活引起足细胞损伤。

六、高盐诱发高血压的表观遗传机制

调查发现，食用盐摄入量较少的地区高血压的发病率很低。阿拉斯加因纽特人的样本人群中不存在高血压，他们平均每天摄入约 1.6g 钠，而高血压占 8.6% 的美国人群平均每天摄入约 3.9g 钠。后来，有研究对 10079 名来自世界各地，年龄在 20～59 岁之间的受试者进行了随机抽样调查，24h 尿液钠摄入量检测发现，平均血压最低的人群是亚马逊亚诺马莫印第安人，其钠摄入量也是最低的，为每天 0.0046g。而在钠摄入量较高的人群中，血压也随之升高。其他大量的研究数据也支持每日盐摄入量与舒张压和收缩压升高之间存在显著关联[192]。这些研究人员发现，钠摄入量每增加 1g 左右，血压就会升高 2.11/0.78 mmHg。

上述研究结果可能会受群体之间的遗传差异的影响，因此，对同一种族的农村和城市人群进行了调查。结果发现，与农村对照组相比，城市人口的钠摄入量和血压均显著升高。在对低盐饮食与高盐饮食的研究中发现，低盐饮食使血压降低了 3.5/1.8 mmHg[193]。对 20 名未经治疗的轻度原发性高血压患者进行的双盲随机交叉试验发现，每天摄入 1.2g 钠的受试者平均血压为 147/91mmHg，而每天摄入 4.8g 钠的受试者平均血压为 163/100 mmHg。

高血压会促进肾脏的盐分泌。高钠摄入可通过肾脏水平的抗利尿激素（antidiuretic hormone，ADH）的作用使尿液浓缩，从而排出多余的钠。压力性尿钠排泄是一种正常的生理现象，肾动脉压力的增高会导致盐和水的排泄增加。在大鼠模型中，肾动脉压力的增高会导致尿钠浓度的直接增高。因此，血压升高可增强尿盐浓缩能力。高血压的发生可能是高盐饮食下肾脏排出机体中多余盐分的适应性机制，进而使机体在增加钠摄入量的情况下达到新的稳定状态，但代价是血压升高。在低钠摄入量下，肾脏能够浓缩和排泄所有摄入的钠而不会使血压升高。在较高的钠摄入量下，肾脏无法容纳过量的钠，导致血浆钠浓度升高，中枢神经系统受到钠浓度升高的刺激，可导致血压升高，以维持钠平衡稳态。

水钠潴留会导致血清钠增加，从而导致口渴和血浆容量增加，这将引起心脏指数和血压升高。虽然心脏指数最初可能会在盐负荷的情况下升高，但通常会恢复正常，然而总外周阻力在随血浆中钠浓度升高后可维持在较高的水平，尤其是在高血压的老年人中，这种现象更为普遍。此外，血浆容量与慢性高血压患者的血压成负相关。最后，在一项对血压正常人群和高血压个体血流动力学的研究中发现，两者心脏指数相似，而高血压个体外周阻力显著增大。因此，慢性盐负荷下的血压升高可能是外周血管收缩的结果，而其他血流动力学参数保持不变。

血浆钠可能对脉管系统有直接影响，钠浓度的轻微升高会导致分离的人内皮细胞硬度增加。血浆钠也可能通过改变动物和人类的交感神经系统活动间接导致全身血管收缩。膳食钠参与的激素途径可能会受到进一步的间接影响，该途径已在大鼠中进行了广泛的研究证实。简而言之，盐负荷导致肾上腺释放强心苷marinobufagenin。marinobufagenin 是一种类固醇激素，是 Na^+/K^+ ATPase 的 1 型 α 亚基的选择性阻断剂，其生理作用是引起外周血管收缩和心脏每搏输出量增加。总之，当内在的肾钠浓缩机制在高盐负荷期间达到最大容量时，身体会通过增大外周阻力来增加血压。这种增加是由钠对血管内皮的直接影响以及通过神经和激素途径间接作用介导的，这可能是一种增强钠分泌的适应性反应。

表观遗传学在高盐诱导的高血压发病机制中起着关键作用。研究发现，高盐饮食可导致 Dahl 盐敏感性大鼠肾外髓质的甲基化水平发生显著变化[194]。其中，肾脏 T 细胞表现出独特的超甲基化特征，这是由暴露于高盐饮食引发的。研究发现，高盐饮食可导致与氧化还原调节相关的基因，比如 Nox4、Cybb（Nox2）和 Ncf2 表达下降，这可能是其启动子区的 DNA 甲基化程度升高所致的。编码赖氨酸脱甲基的 Kdm2a 基因可从特定组蛋白赖氨酸残基中去除甲基，导致 Kdm2a 基因甲基化水平下调，从而改变 DNMT 的酶活性。

此外，还有许多其他机制可以调节高盐饮食诱导的高血压疾病中的基因表达。例如，组蛋白修饰和 miRNA 均对高血压的发展起调控作用。从循环血和肾脏中分离的 T 细胞发现，与组蛋白乙酰转移酶、组蛋白赖氨酸去甲基转移酶和组蛋白赖氨酸乙酰转移酶相关的基因普遍下调。这些基因均与心血管疾病和高血压中的免疫细胞或 ROS 的调节有关[195]。

甲基化抑制剂 decitabine 处理后，高盐诱导的 Dahl 盐敏感性大鼠高血压和肾损伤程度显著降低，且没有表现出明显的副作用。这种甲基化抑制可导致总 $CD45^+$ 白细胞、$CD11b/c^+$ 巨噬细胞和 $CD45R^+$ B 细胞向肾脏的浸润减少。巨噬细胞和淋巴细胞在 Dahl 大鼠的盐敏感性高血压和肾脏疾病的发展中发挥了重要的作用[196]。因此，巨噬细胞和 B 细胞的减少可以减轻 Dahl 盐敏感性大鼠的高血压和肾损伤症状。

WNK 丝氨酸-苏氨酸激酶家族在肾小管钠重吸收中起关键作用。WNK4 基因功能丧失可导致 Na^+-Cl^- 协同转运蛋白和上皮 Na^+ 通道的激活，进而增强了远端肾单位的钠重吸收功能。WNK4 转基因小鼠会出现高血压、远曲小管增生和 Na^+-Cl^-

协同转运蛋白表达升高。膳食盐可以调节 WNK4 的表达。在正常小鼠中，低盐饮食会降低肾脏 WNK4 的表达，而高盐饮食会提高其表达。这种饮食调节的潜在机制可通过调控 Na^+-Cl^- 协同转运蛋白和上皮 Na^+ 通道活性维持正常的体液量和血压稳态。Na^+-Cl^- 协同转运蛋白和上皮 Na^+ 通道与钠重吸收和血压的交感神经控制有关。在感觉神经功能受损的盐敏感性高血压大鼠模型中，肾交感神经活动增加，肾脏中的 Na^+-Cl^- 协同转运蛋白活动上调。肾交感神经活动可导致 cAMP 生成，从而通过增加肾上皮 Na^+ 通道的活性来促进钠的重吸收。由于上皮 Na^+ 通道是 WNK4 信号传导的下游靶标，WNK4 也可能介导肾交感神经过度活跃而引起促高血压作用。除了依赖于 cAMP 响应元件的经典 cAMP 途径，cAMP 还可通过组蛋白乙酰化调节基因转录。研究发现，盐负荷会触发 β-肾上腺素能介导的 WNK4 下调和盐敏感性高血压的发展，其潜在机制涉及组蛋白乙酰化和 WNK4 基因转录的 cAMP 依赖性调节。

端粒沉默干扰物 Dot1 可调节与血管重塑相关的结缔组织生长因子基因的表达。盐敏感性高血压的 Dot1 介导的表观遗传途径涉及一种核抑制复合物，该复合物由端粒沉默-1a（Dot1a）的组蛋白 H3K79 甲基转移酶干扰物和位于第 9 号染色体上的急性淋巴细胞白血病基因组成。第 9 号染色体产生序列特异性 DNA 结合蛋白，该蛋白可结合阿米洛利敏感的肾上皮 Na^+ 通道 α 亚型的启动子。这种核抑制复合物靶向与肾上皮 Na^+ 通道 α 亚型启动子相关染色质的组蛋白 H3K79 甲基化，从而抑制其转录活性。醛固酮是肾素-血管紧张素系统激活钠转运的主要调节剂，通过血清诱导和糖皮质激素诱导的第 9 号染色体激酶 1 磷酸化可破坏 Dot1a 与第 9 号染色体的相互作用，并抑制 Dot1a 和第 9 号染色体的表达，导致组蛋白 H3 赖氨酸 79 在特定亚区域的低甲基化和肾上皮 Na^+ 通道 α 亚型启动子的去甲基化。因此，Dot1a 与第 9 号染色体通路可能会影响调节钠转运基因的表达，从而导致肾纤维化和盐敏感性高血压的发展。

七、环境压力诱发高血压的表观遗传机制

生活压力会增加精神障碍和疾病风险。越来越多的临床研究表明，生活压力是心血管疾病等慢性病发展的独立危险因素[197]。

父母施加的压力会影响孩子发育中的大脑结构和化学反应，从而增加以后生活中与压力相关疾病的易感性。这一发现也在动物模型中得到证实。压力反应包括激活全身的各种激素和神经化学系统。研究表明，几种血管活性肽，如加压

素、ET-1 和 Ang Ⅱ 继发于行为刺激，在心血管反应中发挥放大作用。心血管反应性反映了血压、心率或其他血流动力学参数对继发性压力源的增强反应。重要的是，研究已经表明，对急性或慢性行为压力的心血管过度反应的个体更容易患心血管疾病，包括高血压和冠状动脉疾病。

下丘脑–垂体–肾上腺轴可调节体内多个生物系统的功能，从而使个体能够适应其环境并生存下来。糖皮质激素分泌可改善心血管张力，抑制免疫功能，并调动能量储备，使个体能够应对包括压力在内的环境。然而，长期暴露于升高的糖皮质激素会对身体内的许多器官系统产生有害影响，包括中枢神经系统、免疫系统和血压调节。通过大脑中糖皮质激素信号传导，下丘脑–垂体–肾上腺轴参与对环境压力的编程反应，从而影响个体在成年期对压力源的反应。海马下突可抑制下丘脑–垂体–肾上腺轴的作用。随着压力的增大，海马体发生损伤，从而对下丘脑–垂体–肾上腺轴的反馈抑制丧失。在对啮齿类动物的研究中发现，环境压力诱导的下丘脑–垂体–肾上腺轴的长期改变与应激相关基因调控区域的表观遗传修饰密切相关。

发育和行为神经科学研究表明，表观基因组对环境压力非常敏感，表观遗传学使个体的生物系统可以通过改变甲基化模式来适应其环境变化，表观遗传机制介导生命周期中基因和环境的相互作用。对组蛋白的翻译后修饰和 DNA 甲基化进行深入研究发现，基因活性的变化是各种环境因素的结果，包括毒素、压力和行为相关刺激等。

在改变基因或神经元正常功能的机制中，DNA 甲基化的变化已被证明在应对压力的慢性疾病的发展中起着关键作用。具体而言，早期生活中的各种环境压力会引起基因启动子甲基化水平的改变，从而直接或间接影响一系列生理过程中的基因表达。研究发现，生活压力可以引起肝脏糖皮质激素和过氧化物酶体增殖物激活受体基因启动子区 DNA 甲基化水平和基因表达的改变，进而影响碳水化合物和脂质代谢。此外，生活压力还可以影响肾脏 p53 和肾上腺中的 AT1b 型受体的其他表观遗传变化，进而影响肾脏细胞凋亡和升压反应。

在一项对男性自杀受害者海马体的研究中发现，其糖皮质激素水平显著降低，这与糖皮质激素受体基因 Nr3c1 启动子区的 DNA 甲基化水平显著升高密切相关。综上所述，这些数据表明生活压力可在多个层面上改变表观遗传调控，进而影响压力和心血管反应的关键调节因子。

第五章 运动改善高血压血管功能的表观遗传机制

体育活动和运动训练对健康的有益作用已得到普遍认可。然而，运动训练改善机体健康的分子机制仍未被完全了解。随着研究的不断深入，表观遗传修饰得到了广泛关注。运动训练有可能通过重编程体细胞的表观基因组，从而达到预防和控制许多慢性疾病的目的。因此，本部分通过设计实验，对运动改善高血压血管功能的表观遗传机制进行研究，以验证表观遗传在其中的作用。

第一节　研究概述

一、选题依据

生活方式和环境因素可通过表观遗传修饰影响机体健康，而运动是维持人类健康和预防疾病的关键因素之一。

运动诱发表观遗传学模式改变，可能是其改善机体健康的重要机制。运动对表观遗传修饰的影响涉及 DNA 甲基化、组蛋白翻译后修饰和多个组织中的非编码 RNA 等一系列调控模式。其中，miRNA 被认为是心脏、骨骼肌、免疫和神经元功能的关键调节因子，主要通过与 mRNA 的 3′-非翻译区或 5′-非翻译区碱基配对来调节基因表达。

运动引起 miRNA 的改变也构成了运动后表观遗传修饰的重要部分。许多研究已分别证实了运动训练在全身及组织水平上调节几种 miRNA 表达的作用。miRNA 被认为是运动相关过程的重要介质。心血管中 miRNA 表达水平的变化与有氧训练的方式有关，可引起心血管的生理改变。

高血压与 NO 生物利用度介导的内皮功能改变有关，内皮功能障碍是人类心血管疾病的早期特征。随着血压的升高，内皮功能逐渐受损，且功能损伤的程度与高血压的严重程度密切相关。大量研究表明，有氧运动可显著降低高血压患者的血压，这可能涉及多种复杂的机制。其中，主动脉内皮功能障碍与高血压密切相关，其功能改善也可能与运动训练引起的血压下降有关。研究发现，miR-200c可调控 eNOS 蛋白表达。因此，本研究的重点是运动训练是否可通过调控miR-200c 影响 eNOS 蛋白表达，改善内皮功能，进而降低血压。

二、研究内容

研究内容一：运动对高血压雄性大鼠血压和心血管功能的影响。

①通过股动脉在体血压测量研究运动对高血压雄性大鼠心率和血压的影响。

②通过股动静脉插管手术后在体静脉注射去甲肾上腺素（norepinephrine，NE）观察运动对高血压雄性大鼠心血管反应性的影响。

③通过血管张力实验观察运动对高血压雄性大鼠主动脉 NE 反应性的影响。

研究内容二：运动改善高血压雄性大鼠内皮功能的表观遗传学机制。

①血管张力实验检测主动脉对乙酰胆碱的张力反应，以研究运动是否改善高血压雄性大鼠内皮依赖性血管舒张功能。

②通过 Western blot 和 RT-PCR 检测 eNOS 蛋白和 mRNA 表达，研究运动是否通过上调 eNOS 表达改善主动脉血管舒张功能，进而降低血压。

③通过 RT-PCR 检测 miR-200c 表达，研究运动是否通过 miR-200c 下调 eNOS 蛋白和 mRNA 表达，进而影响血压。

三、研究假设

假设一：运动可通过上调 eNOS 蛋白表达改善主动脉内皮舒张功能，抑制高血压引起的内皮功能障碍。

假设二：运动可通过下调 miR-200c 表达，上调 eNOS 蛋白水平，从而改善高血压雄性大鼠主动脉血管功能，使血压下降。

第二节　研究方法

一、研究对象及分组

选择 12 周龄雄性自发性高血压大鼠（spontaneously hypertensive rat，SHR）

及其对照组 WKY 大鼠为研究对象，随机分为 4 组：WKY 安静组（WKY-SED）、WKY 运动组（WKY-EX）、SHR 安静组（SHR-SED）和 SHR 运动组（SHR-EX），每组 15 只。有氧运动组进行为期 12 周的递增速度跑台运动，运动方案是：适应性训练 1 周后按照 5 天/周进行运动，共 13 周；起始速度为 15 m/min，时间为 20 min，每 5min 递增 3m，递增到 20m/min 为止，总时间为 60min；选用常规饲料喂养；环境温度为 24℃，采用 12h 的光照/黑暗循环，自由饮食饮水。所有大鼠均购自北京维通利华实验动物技术有限公司，许可证号：SCXK（京）-2016-0006。本研究所有实验均已通过山东体育学院伦理委员会批准。

二、股动静脉插管手术及血压和心血管反应性检测

1. 股动静脉插管手术

①药品及器械的准备。手术用到的器械，如手术刀片、眼科剪、眼科镊、解剖分针和止血钳等均进行高压灭菌；插管所用的导管使用酒精浸泡消毒；抗凝剂选用肝素钠，分别为 250 IU/mL 和 50 IU/mL，前者用于冲洗导管内壁，后者为生理剂量，可注射体内，防止血液凝固阻塞导管。

②大鼠腹腔注射戊巴比妥钠（50 mg/kg），待其麻醉后，将颈部和腹股沟附近的鼠毛剃除，四肢固定于鼠板上，腹部向上，盖上手术洞巾，只暴露大腿部位。

③在腹股沟附近按压寻找股动脉脉搏，以便在准确的位置切割伤口。割口通常为 1 cm 左右，使用镊子分离皮下组织和骨骼肌，暴露股动脉和股静脉。股动脉、股静脉和神经包裹在股动脉鞘内，使用解剖分针将股动脉、股静脉和神经分离，分别在股动脉和股静脉的近心端及远心端穿线，近心端两根线，其中一根系一个活扣，远心端一根线并结扎。用动脉夹夹毕血管近心端，在远心端结扎部位前方剪一小口，用精细弯头镊将血管口撑开后把导管顺血管口送入管腔。取下动脉夹，将导管顺管腔走行方向插入血管。插入之后固定血管和导管，注射 50 IU/mL 的肝素钠 0.5 mL 左右，用塞子将导管另一头堵好。

④股动静脉插管完成之后，将大鼠四肢松开，酒精消毒后在颈部切一小口，用玻璃滴管从腹股沟伤口的皮下进入，沿背部皮下行走，从颈部切口处穿出；插管顺玻璃滴管从颈部穿出，分别对颈部和腹股沟处伤口进行缝合，最后按照每天每千克体重 20 万单位注射青霉素。

⑤大鼠一般在术后 1～2h 开始苏醒，在术后 8h 左右注射肝素钠疏通导管，防止血液凝固阻塞导管。

⑥大鼠在术后 24h 即可完全清醒，恢复正常生理状态，此时可进行基础血压和心血管反应性的测试。

2. 基础血压和心血管反应性测试

通过 BL-420N 生物机能系统进行在体股动脉血压监测。将传感器与大鼠的股动脉导管相连接。待大鼠安静且动脉血压波形平稳后，记录约 30 min 的基础血压。静脉注射 NE（18 μg/kg），观察各组雄性子代对 NE 的血压反应。

三、血管张力实验

利用 BL-420N 生物机能系统进行数据的采集和处理。

1. 缓冲液成分

Krebs 缓冲液成分包括：131.5 mmol/L NaCl、5 mmol/L KCl、1.2 mmol/L NaH$_2$PO$_4$、1.2 mmol/L MgCl$_2$、2.5 mmol/L CaCl$_2$、11.2 mmol/L 葡萄糖、13.5 mmol/L NaHCO$_3$ 和 0.025 mmol/L EDTA；NaOH 调 pH 至 7.4。

2. 血管环制备

大鼠腹腔注射戊巴比妥钠（50 mg/kg），待其麻醉后，开胸腔取主动脉，放入预冷的 Krebs 缓冲液中，并用 95% O$_2$ 和 5% CO$_2$ 的混合物充气。去除主动脉周围的结缔组织和内皮，制成 4cm 左右的血管环。用两根不锈钢丝水平穿过血管，在血管不受牵拉的状态下，悬置于 Krebs 缓冲液中，下端钢丝固定，上端钢丝通过铁丝与张力换能器相连。

3. 张力检测

首先在浴液中加入 60 mmol/L KCl，以刺激血管收缩。通过测量 60 mmol/L KCl 的最大峰值来评估血管张力，并以此作为 100% 最大张力。当血管张力到达平台时，将其洗脱。在 60 mmol/L KCl 预收缩血管之后，加入 NE（1×10^{-5} mol/L），观察各组雄性大鼠主动脉对 NE 的收缩反应，在此基础上，浓度梯度加入乙酰胆碱，观察各组大鼠主动脉的内皮依赖性血管舒张反应。

四、Western blot

1. 总蛋白的提取

①组织的保存。大鼠腹腔注射戊巴比妥钠（50 mg/kg），待其麻醉后，开胸腔取主动脉。将其放入 Krebs 缓冲液中，剥离主动脉周围的脂肪组织，用锡纸包裹后于-80℃冰箱保存。

②蛋白的提取。研钵、钵杵及离心管用液氮预冷。将主动脉置于装有液氮的研钵中，将组织研磨成白色粉末后装入去皮后的 1.5 mL 离心管中，称重。按照 1 mg 组织与 6 µL 裂解液的比例在离心管中加入裂解液，裂解液的配方为 RIPA：PMSF：蛋白酶抑制剂＝10 mL：100 µL：1 片，将组织和裂解液震荡均匀后，将其置于摇床的冰盒中，摇晃 1 h 左右。裂解后的组织放于离心机中4℃离心 30 min，13500 rpm。离心结束后取上清液放于 4℃冰箱暂存。

③蛋白含量测定。按照 BCA 试剂盒说明配制蛋白标准品。稀释待测蛋白样品，分别从每个蛋白上清液中取出 6 µL 置于 200 µL PCR 管中，加入 54 µL 双蒸水。将 BCA 试剂盒中的 A、B 液按照 50∶1 的比例进行配制。在酶标板中分别加入 25 µL 的蛋白标准品和待测蛋白上清液，每个样品重复一次，在每个孔中加入 200 µL 配制好的 A 和 B 的混合液。将酶标板套入自封袋中，置于 37℃的水浴锅中，水浴 30 min。酶标仪预热，将酶标板放入酶标仪的卡槽中，设置波长为 562，测定 OD 值。用 9 个蛋白标准品计算标准曲线和公式，将蛋白样品的平均 OD 带入公式，计算蛋白浓度，配制 2 µg/µL 的上样蛋白体系，置于 70℃的水浴锅中煮沸 10 min，分装后于-20℃冰箱保存。

2. 目的蛋白测定

①电泳。将 3%～8%的预制胶插入电泳槽中，每个槽中加入 400 mL tris-乙酸电泳液（20 mL tris-乙酸中加入 380 mL 预冷的水），每个孔中加入 10 µL 上样蛋白，150 mV 恒压跑胶。

②转膜。取出胶后放入 20%乙醇中激活 5 min，之后按照操作要求将胶放入干转仪中，采用梯度模式，时间为 9 分 30 秒。丽春红染色，以指示蛋白是否转移到膜上。清洗之后，利用 marker 剪取目的蛋白所在位置的条带。

③免疫反应。将条带放入 5%脱脂奶粉中封闭 1.5 h。将蛋白条带放入密封袋

中，加入一抗［eNOS（1∶500），β-actin（1∶4000）］，摇床摇晃 10 min 后置于冰箱 4℃孵育过夜。将条带从冰箱取出后置于摇床摇晃 10 min，将蛋白条带从一抗中取出置于 TBST 溶液中清洗 3 遍，每遍 10 min。将条带置于二抗中室温孵育 1 h，然后置于 TBST 溶液中清洗 3 遍，每遍 10 min，TBS 清洗 1 遍，共 10 min。发光液中 A 液和 B 液按 1∶1 的比例混合配制，将其滴加在目的条带上，置于 Bio-Rad ChemiDOC XRS +（Bio-Rad Laboratories，Hercules，CA，USA）仪器成像。

五、实时荧光定量 PCR

1. 总 RNA 提取

大鼠腹腔注射戊巴比妥钠（50 mg/kg），待其麻醉后，开胸腔取主动脉。将其置入 RNA later 中剥离脂肪组织，之后将主动脉放入装有 RNA later 的 1.5 mL 冻存管。4℃过夜，第二天放入 −80℃冰箱保存。RNA 提取过程中用到的器械，包括研钵、药勺和镊子均用锡纸包裹后置于 180℃高温灭酶，时间为 6 h。RNA 提取时，将组织从 RNA later 中取出，放入装有液氮的研钵中，滴入 100 μL TRIzol，将组织研磨成粉末状，装入 1.5 mL RNase-free 离心管中，加入 900 μL TRIzol，震荡混匀，冰上摇晃直至组织完全裂解。每 1 ml TRIzol 加入 50 μL 4-溴苯甲醚，充分摇动混匀 15 s，室温静置 10 min，4℃，12000 g 离心 5 min。取上清，转移至新管中，加入等体积的 70%乙醇，震荡混匀，取 700 μL 置于带收集管的吸附柱中，12000 g 离心 15 s，将收集管中的液体倒掉，将剩余样品按照上述步骤加入吸附柱中离心，直至所有液体都被转移。取 700 μL water buffer I 置于离心柱，12000 g 离心 15 s；丢弃液体和收集管；将离心柱插入新的收集管中；加入 500 μL water buffer Ⅱ 到离心柱，12000 g 离心 15 s；丢弃液体，将离心柱插入原来的收集管，加入 water buffer Ⅱ 再洗一次，倒掉液体，插入原来的收集管中。然后 12000 g 离心 1 min，使膜干燥。将吸附柱插入新的离心管中，加入 30 μL RNase-free 水到离心柱中间，室温孵育 1 min 后，12000 g 离心 2 min，丢弃离心柱。nano drop 测 RNA 浓度。

2. 反转录成 cDNA

使用 Thermo Scientific RevertAid First Strand cDNA Synthesis Kit（Thermo Fisher，Waltham，MA，USA）将 RNA 反转录成 cDNA（表5-1）。

表 5-1　反转录体系

反应体系	体积
Template RNA	1 pg～5 μL
Random Hexamer primer	1 μL
5X Reaction Buffer	4 μL
RiboLock RNase Inhibitor（20 U/μL）	1 μL
10 mM dNTP Mix	1 μL
dNTP Mix	2 μL
RevertAid M-MuLV RT（200 U/μL）	1 μL
Water, nuclease-free	To 20 μL

反应程序为：25℃ 5 min，42℃ 60 min，70℃ 5 min。

3. eNOS mRNA 和 miR-200c 检测

使用 ABI 7500 实时 PCR 仪器，用 TaqMan 通用 PCR 试剂盒（Applied Biosystem, CA，USA）进行 qRT-PCR。miR-221 和 eNOS mRNA 引物均购自 Applied Biosystems。

六、数据的统计与分析

组间比较使用双因素方差分析（ANOVA，高血压 X 运动）进行统计学处理，多重比较采用 Tukey 检验。数据表示为平均数±标准差。所有数据均使用SPSS 19.0 软件进行分析，$P<0.05$ 被认为具有统计学意义。

第三节　研究结果与讨论

一、运动对高血压大鼠血压的影响

表 5-2 为股动静脉插管手术后在体动脉监测测得的血压数据。与 WKY-SED 组相比，SHR-SED 组大鼠收缩压（SBP）、舒张压（DBP）和平均动脉压（MBP）均显著增高（$P<0.01$）；与 SHR-SED 组相比，SHR-EX 组大鼠 SBP、DBP 和 MBP 均显著降低（$P<0.05$）。由此说明，运动可显著降低高血压大鼠血压。运动过程中，由于机体新陈代谢加剧，需氧量增加，可引起心血管功能增强，心率加快，每搏输出量增加。因此，长期运动可导致主动脉及大动脉血管发

生结构适应性变化，使其顺应性增强，收缩压降低。每搏输出量与主动脉顺应性两者共同作用，其效应相互抵消，总的结果是收缩压没有显著性变化。而对于高血压患者，由于血压的异常增高，运动对其降压效果更显著。

表5-2 运动对高血压大鼠血压（mmHg）的影响

血压	WKY-SED	WKY-EX	SHR-SED	SHR-EX
SBP	149.2±5.7	147.9±4.8	209.9±6.3**	199.7±7.2#
DBP	98.4±5.2	96.3±7.8	133.6±5.6**	124.3±6.1#
MBP	115.2±4.8	113.5±6.2	158.4±6.6**	149.4±5.9#

注：** $P<0.01$ vs. WKY-SED；# $P<0.05$ vs. SHR-SED，$n=12$。

二、运动对高血压大鼠静脉注射 NE 后血压反应的影响

1. 静脉注射 NE 后的收缩压反应

如图 5-1 所示，与 WKY-SED 组相比，SHR-SED 组大鼠注射 NE（18 mg/kg）后 SBP 的最大升高幅值显著增加（$P<0.01$），并且 SHR-SED 组在恢复 1 min 后

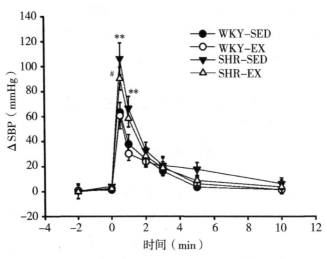

注：ΔSBP 代表注射 NE 后 SBP 的升高幅值。时间 0 点代表药物的注射时间，其他各时间点 SBP 幅值均与 0 点 SBP 相减，记为 ΔSBP。** $P<0.01$ vs. WKY-SED；# $P<0.05$ vs. SHR-SED。$n=5$。

图 5-1 运动对静脉注射 NE 后的高血压大鼠收缩压反应的影响

SBP 的幅值仍显著高于 WKY-SED 组（$P<0.01$）。与 SHR-SED 组相比，SHR-EX 组大鼠注射 NE 后 SBP 的最大升高幅值显著降低（$P<0.05$）。由此说明，高血压大鼠对 NE 的收缩压反应显著增加。运动可显著抑制高血压大鼠对 NE 的收缩反应增加现象。高血压和运动具有明显的交互作用（$P<0.05$）。

2. 静脉注射 NE 后的舒张压反应

如图 5-2 所示，与 WKY-SED 组相比，SHR-SED 组大鼠注射 NE（18 mg/kg）后 DBP 的最大升高幅值显著增加（$P<0.01$），并且 SHR-SED 组大鼠在恢复 1 min（$P<0.01$）、2min（$P<0.05$）和 3min（$P<0.05$）后 DBP 的幅值仍显著高于 WKY-SED 组。与 SHR-SED 组相比，SHR-EX 组大鼠注射 NE 后 DBP 的最大升高幅值显著降低（$P<0.01$），并且在恢复 1 min 和 2 min（$P<0.05$）后 DBP 的幅值仍显著低于 SHR-SED 组。由此说明，高血压大鼠对 NE 的舒张压反应显著增加。运动可显著抑制高血压大鼠对 NE 的舒张反应增加现象。高血压和运动具有明显的交互作用（$P<0.05$）。

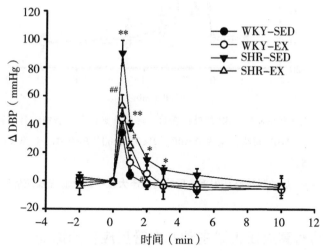

注：ΔDBP 代表注射 NE 后 DBP 的升高幅值。时间 0 点代表药物的注射时间，其他各时间点 DBP 幅值均与 0 点 DBP 相减，记为 ΔDBP。$^{*}P<0.05$ and $^{**}P<0.01$ vs. WKY-SED；$^{#}P<0.05$ and $^{##}P<0.01$ vs. SHR-SED。$n=5$。

图 5-2 运动对静脉注射 NE 后的高血压大鼠舒张压反应的影响

3. 静脉注射 NE 后的平均动脉压反应

如图 5-3 所示，与 WKY-SED 组相比，SHR-SED 组大鼠注射 NE（18 mg/kg）

后 MBP 的最大升高幅值显著增加（$P<0.01$），并且 SHR-SED 组在恢复 1 min（$P<0.01$）和 2min（$P<0.05$）后 MBP 的幅值仍显著高于 WKY-SED 组。与 SHR-SED 组相比，SHR-EX 组大鼠注射 NE 后 MBP 的最大升高幅值显著降低（$P<0.05$），并且在恢复 1 min（$P<0.05$）后 MBP 的幅值仍显著低于 SHR-SED 组。由此说明，高血压大鼠对 NE 的平均动脉压反应显著增加。运动可显著抑制高血压大鼠对 NE 的平均动脉压反应增加现象。高血压和运动具有明显的交互作用（$P<0.05$）。

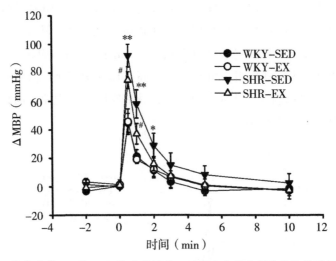

注：ΔMBP 代表注射 NE 后 MBP 的升高幅值。时间 0 点代表药物的注射时间，其他各时间点 MBP 幅值均与 0 点 MBP 相减，记为 ΔMBP。$^*P<0.05$ and $^{**}P<0.01$ vs. WKY-SED；$^\#P<0.05$ vs. SHR-SED。$n=5$。

图 5-3　运动对静脉注射 NE 后的高血压大鼠平均动脉压反应的影响

三、运动对高血压大鼠主动脉血管反应性的影响

在血管张力实验中，高血压大鼠各组主动脉的血管张力对 60 mmol/L KCl 均无显著性差异。

如图 5-4 所示，加入 NE（1×10^{-5} mol/L）后四组大鼠主动脉的血管张力均显著上升。与 WKY-SED 组相比，SHR-SED 组大鼠在加入 NE 后血管收缩显著增加（$P<0.01$）；与 SHR-SED 组相比，SHR-EX 组大鼠在加入 NE 后血管收缩幅度显著下降（$P<0.05$）。

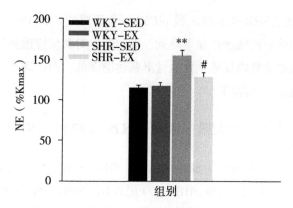

注：NE（%Kmax）代表以 60 mM KCl 为最大收缩反应（100%）时，NE 所引起的张力收缩的百分比。$^{**}P<0.01$ vs. WKY-SED；$^{\#}P<0.05$ vs. SHR-SED。$n=5$。

图5-4 运动对高血压大鼠 NE 诱发的主动脉收缩反应性的影响

四、运动对高血压大鼠主动脉内皮依赖性血管舒张功能的影响

在血管张力实验中，NE 引起血管收缩后，以浓度梯度加入乙酰胆碱（$10^{-9}\sim10^{-5}$mmol/L），血管张力逐渐下降。

如图5-5所示，与 WKY-SED 组相比，WKY-EX 组大鼠 pIC50 没有显著差异；与 WKY-SED 组相比，SHR-SED 组大鼠 pIC50 显著上升（$P<0.01$）；与

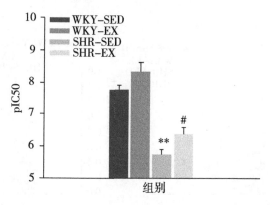

注：pIC50 代表药物半量最大反应的平均有效浓度的负对数，主要反映血管对药物的敏感性。$^{**}P<0.01$ vs. WKY-SED；$^{\#}P<0.05$vs. SHR-SED。$n=5$。

图5-5 运动对乙酰胆碱引起的主动脉血管舒张反应的影响

SHR-SED 组相比，SHR-EX 组大鼠 pIC50 显著下降（$P<0.05$）。高血压大鼠对乙酰胆碱的药物反应的敏感性显著降低，而运动组对其反应敏感性显著增加，提示高血压大鼠的主动脉内皮依赖性血管舒张功能降低，而运动可以显著改善这种高血压导致的内皮功能障碍。

五、运动对高血压大鼠主动脉 eNOS 蛋白和 mRNA 表达的影响

如图 5-6 所示，与 WKY-SED 组相比，SHR-SED 组大鼠主动脉 eNOS 蛋白表达显著降低（$P<0.05$）；与 SHR-SED 组相比，SHR-EX 组大鼠主动脉 eNOS 蛋白表达显著升高（$P<0.05$）。与 WKY-SED 组相比，SHR-SED 组大鼠主动脉 eNOS mRNA 表达显著降低（$P<0.05$）；与 SHR-SED 组相比，SHR-EX 组大鼠主动脉 eNOS mRNA 表达有一定的上升趋势，但未达到显著差异。由此分析，高血压大鼠 eNOS 蛋白和 mRNA 表达均显著降低，而运动可上调 eNOS 蛋白表达，但对 eNOS mRNA 表达影响不显著，提示运动对 eNOS 的影响可能更多作用于 eNOS mRNA 到蛋白的翻译过程中。

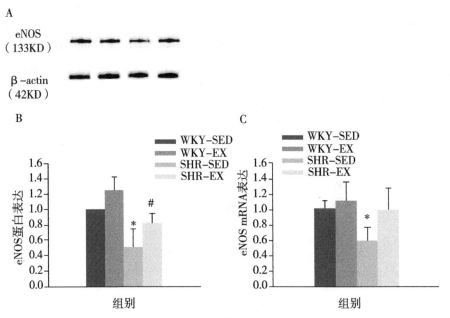

注：图 A 为各组大鼠主动脉 eNOS 的蛋白表达图；图 B 为各组大鼠 eNOS 蛋白表达统计图；图 C 为各组大鼠 eNOS mRNA 表达统计图。$*P<0.05$ vs. WKY-SED；$\#P<0.05$ vs. SHR-SED。$n=5$。

图 5-6　运动对高血压大鼠主动脉 eNOS 蛋白和 mRNA 表达的影响

六、运动对高血压大鼠主动脉 miR-200c 表达的影响

如图 5-7 所示，与 WKY-SED 组相比，SHR-SED 组大鼠主动脉 miR-200c 表达显著升高（$P<0.05$）；与 SHR-SED 组相比，SHR-EX 组大鼠主动脉 miR-200c 表达显著降低（$P<0.05$）。由此分析，高血压可导致 miR-200c 表达上调，而运动则可抑制这种因高血压而导致的 miR-200c 表达升高。

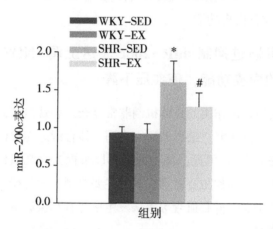

注：$^*P<0.05$ vs. WKY-SED；$^\#P<0.05$ vs. SHR-SED。$n=5$。

图 5-7　运动对高血压大鼠主动脉 miR-200c 表达的影响

第四节　研究结论

一、运动可通过改善高血压大鼠的内皮功能引起血压下降

由于结构和功能的复杂性，以及与其他系统之间的密切关系，血管系统可以针对病理性或生理性刺激进行调节，从而引起血管重塑。血管的病理重塑过程，包括 VSMC 的增生、动脉高血压中血管中膜的肥大及内皮功能障碍。越来越多的证据表明，规律的有氧运动可以降低普通人群心血管缺血症状的风险和发生率。随着研究的深入，体育锻炼已经成为高血压等心血管疾病预防和治疗的重要的非药物措施之一。

在本研究中，运动可显著降低高血压大鼠血压和高血压引起的心血管反应

性，改善其内皮功能障碍。研究表明，体能训练对高血压患者和健康个体前臂血管的内皮依赖性血管舒张功能均有改善作用。12 周的中等强度运动改善了 ACh 的内皮依赖性血管舒张，但对硝酸异山梨酯的内皮依赖性血管舒张没有显著影响[198]。这些发现表明，ACh 诱导的血管舒张的增强可能与内皮功能的改善有关，但与血管平滑肌无关。

虽然运动过程中改善内皮功能的机制尚未完全阐明，但本研究认为，规律的有氧运动可通过上调 eNOS 基因表达和血管内皮生长因子诱导的血管生成来增加 NO 的产生，进而改善内皮功能。

二、运动可通过抑制 miR-200c 表达上调 eNOS 蛋白，进而改善高血压大鼠的内皮功能，使血压下降

体育运动对疾病防治作用的具体机制非常复杂。表观遗传修饰与心血管疾病之间的关系已经被广泛研究。最近的研究表明，体育锻炼能够改变与心血管风险相关的表观遗传修饰[199]。因此，体育锻炼可以被视为表观遗传学的调节剂，这可能是运动有益于改善和预防心血管疾病的主要机制。大量研究发现，长期重复剧烈运动对维持健康和降低心血管等疾病发生率都有积极影响，这可能都是通过表观遗传机制实现的。

运动可引起表观遗传学的深刻改变，这可能是运动改善机体健康的关键机制。运动过程中，骨骼肌收缩可激活细胞间信号传导，进而产生运动适应。研究发现，非编码 RNA 可调节机体对运动训练的适应性变化。来源于非编码序列的 RNAs 可能通过小干扰 RNAs、长链非编码 RNAs（lncRNA）或 miRNAs 发挥调节基因表达的重要功能。大多数 lncRNA 具有二百多个核苷酸，能够在细胞的不同水平上相互作用，如结构、构象，以及激活和抑制细胞机制。在血管系统中，内皮和平滑肌中表达的 lncRNA 已被证明分别是内皮功能及 VSMC 收缩功能的重要调节剂。通过运动训练调节并促进血管系统功能改善的主要是 miRNA，其长度通常为 18~25 个核苷酸。根据生物信息学研究，这些小 RNA 分子能够控制大约 2/3 的蛋白质编码基因，因此它们在血管系统中的重要作用毋庸置疑。

miRNA 在哺乳动物体内主要起抑制蛋白质翻译的作用，在大多数情况下，它们还能影响其基因靶标的 mRNA 稳定性。miRNA 与 mRNA 之间的靶标识别非常复杂，目前仍未完全弄清。要实现 miRNA 与 mRNA 之间介导的抑制作用，mRNA 靶标的 3'UTR 区域与 miRNA 的"种子序列"（以 2~7 个核苷酸为中心的

区域）之间必须完全配对。因此，种子配对是大多数靶标预测算法的必要条件。miR-200 基因家族由 5 个成员组成：miR-200c 和 miR-141 聚类在 12 号染色体上，而 miR-200a、miR-200b 和 miR-429 聚类在 1 号染色体上。此外，根据种子序列，miR200 基因家族可分为两个亚群——亚群Ⅰ：miR-141 和 miR-200a；亚群Ⅱ：miR-200b、miR-200c 和 miR-429。miR-200c 是上调最多的家族成员，研究发现，miR-200c 的增加可抑制 eNOS 蛋白表达，进而导致内皮功能障碍。

在本研究中，我们发现高血压大鼠 miR-200c 表达上调，进而抑制了 eNOS 蛋白表达，引起内皮功能障碍；而运动可通过抑制 miR-200c 表达，使 eNOS 蛋白表达升高，改善了高血压引起的内皮功能障碍，进而使血压下降。

总的来说，运动训练对机体各组织器官结构和功能的改善，在很大程度上是通过表观遗传修饰微调基因表达和翻译重编程实现的（图 5-8）。长时间久坐会

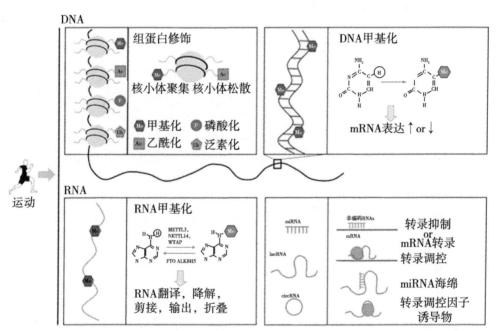

注：运动会引起多种组织中组蛋白修饰、DNA 甲基化和非编码 RNA 表达的改变，这也是其对健康促进和疾病预防有益的基础。ALKBH5：alkB 同系物 5；circRNA：环状 RNA；DNMT：DNA 甲基转移酶；FTO：脂肪量和肥胖相关蛋白；LncRNA：长非编码 RNA；METTL3：甲基转移酶样 3；METTL14：甲基转移酶样 14；miRNA：微小 RNA；WTAP：Wilms 肿瘤 1 相关蛋白。

图 5-8　运动在多个组织中引起表观遗传学的深刻改变[200]

解除表观遗传修饰的调节，从而导致心血管风险因素的增加。运动可以影响表观遗传修饰，使许多心血管疾病得以恢复，包括心脏功能障碍、动脉粥样硬化、高血压和 2 型糖尿病等。如果像许多体细胞一样，生殖细胞也可受到运动赋予的表观遗传重编程的影响，那么这些修饰可能会在转录水平上影响胚胎发生。反过来，这可能会影响后代的体细胞和生殖细胞表观基因组，最终有助于预防疾病和维持机体健康。

REFERENCES 参考文献

[1] GLUCKMAN P D, HANSON M A, COOPER C, et al. Effect of in utero and early-life conditions on adult health and disease [J]. N Engl J Med, 2008, 359 (1): 61-73.

[2] WANG J, YIN N, DENG Y, et al. Ascorbic acid protects against hypertension through downregulation of ACE1 gene expression mediated by histone deacetylation in prenatal inflammation-induced offspring [J]. Sci Rep, 2016, 6: 39469.

[3] 任俊杰, 陈媛, 武冬梅, 等. 替米沙坦对大鼠离体胸主动脉环的舒张机制研究 [J]. 中西医结合心脑血管病杂志, 2010, 8 (4): 444-446.

[4] 孙晓娟. 运动预适应对心脏的保护作用及其细胞信号转导的研究进展 [J]. 国际病理科学与临床杂志, 2010, 30 (5): 431-436.

[5] SOUBRY A, MURPHY S K, WANG F, et al. Newborns of obese parents have altered DNA methylation patterns at imprinted genes [J]. Int J Obes (Lond), 2015, 39 (4): 650-657.

[6] BROZOVICH F V, NICHOLSON C J, DEGEN C V, et al. Mechanisms of vascular smooth muscle contraction and the basis for pharmacologic treatment of smooth muscle disorders [J]. Pharmacol Rev, 2016, 68 (2): 476-532.

[7] JOSEPH B K, THAKALI K M, MOORE C L, et al. Ion channel remodeling in vascular smooth muscle during hypertension: implications for novel therapeutic approaches [J]. Pharmacol Res, 2013, 70 (1): 126-138.

[8] SONG E, FAN P, HUANG B, et al. Deamidated lipocalin-2 induces endothelial dysfunction and hypertension in dietary obese mice [J]. J Am Heart Assoc, 2014, 3 (2): e000837.

[9] ZHAO Y, VANHOUTTE P M, LEUNG S W. Vascular nitric oxide: beyond eNOS [J]. J Pharmacol Sci, 2015, 129 (2): 83-94.

[10] LIU Z, KHALIL R A. Evolving mechanisms of vascular smooth muscle contraction highlight key targets in vascular disease [J]. Biochem Pharmacol, 2018, 153: 91-122.

[11] EVANS A M. Nanojunctions of the aarcoplasmic reticulum deliver site- and function-specific calcium signaling in vascular smooth muscles [J]. Adv Pharmacol, 2017, 78: 1-47.

［12］AMBERG G C, NAVEDO M F. Calcium dynamics in vascular smooth muscle ［J］. Microcircu-lation, 2013, 20 (4): 281-289.

［13］GHOSH D, SYDE A U, PRADA M P, et al. Calcium channels in vascular smooth muscle ［J］. Adv Pharmacol, 2017, 78: 49-87.

［14］CATTERALL W A. Voltage-gated calcium channels ［J］. Cold Spring Harb Perspect Biol, 2011, 3 (8): a003947.

［15］KHARADE S V, SONKUSARE S K, SRIVASTAVA A K, et al. The β3 subunit contributes to vascular calcium channel upregulation and hypertension in angiotensin Ⅱ-infused C57BL/6 mice ［J］. Hypertension, 2013, 61 (1): 137-142.

［16］VSTORIAK M A, NIEVES-CINTRON M, NYGREN P J, et al. AKAP150 contributes to en-hanced vascular tone by facilitating large-conductance Ca^{2+}-activated K^+ channel remodeling in hyperglycemia and diabetes mellitus ［J］. Circ Res, 2014, 14 (4): 607-615.

［17］EARLEY S, BRAYDEN J E. Transient receptor potential channels in the vasculature ［J］. Physiol Rev, 2015, 95 (2): 645-690.

［18］KODA K, HYAKKOKU K, OGAWA K, et al. Sensitization of TRPV1 by protein kinase C in rats with mono-iodoacetate-induced joint pain ［J］. Osteoarthritis Cartilage, 2016, 24 (7): 1254-1262.

［19］LI Y, BRAYDEN J E J. Rho kinase activity governs arteriolar myogenic depolarization ［J］. Cereb Blood Flow Metab, 2017, 37 (1): 140-152.

［20］DESAI P N, ZHANG X, WU S, et al. Multiple types of calcium channels arising from alterna-tive translation initiation of the Orai1 message ［J］. Sci Signal, 2015, 8 (387): ra74.

［21］ZALK R, CLARKE O B, DES GEORGES A, et al. Structure of a mammalian ryanodine receptor ［J］. Nature, 2015, 517 (7532): 44-49.

［22］FAN G, BAKER M L, WANG Z, et al. Gating machinery of InsP3R channels revealed by elec-tron cryomicroscopy ［J］. Nature, 2015, 527 (7578): 336-341.

［23］MAUBAN J R, ZACHARIA J, FAIRFAX S, et al. PC-PLC/sphingomyelin synthase activity plays a central role in the development of myogenic tone in murine resistance arteries ［J］. Am J Physiol Heart Circ Physiol, 2015, 308 (12): H1517-1524.

［24］MUFTI R E, ZECHARIAH A, SANCHO M, et al. Implications of αvβ3 integrin signaling in the regulation of Ca^{2+} waves and myogenic tone in cerebral arteries ［J］. Arterioscler Thromb Vasc Biol, 2015, 35 (12): 2571-2578.

［25］CHAPLIN N L, NIEVES-CINTRON M, FRESQUEZ A M, et al. Arterial smooth muscle mito-chondria amplify hydrogen peroxide microdomains functionally coupled to L-type calcium channels ［J］. Circ Res, 2015, 117 (12): 1013-1023.

[26] BARANOWS K M, KOZLOWS K H, KORBUT A, et al. Potassium channels in blood vessels: their role in health and disease [J]. Postepy Hig Med Dosw, 2007, 61: 596-605.

[27] ROBERT HC. Molecular determinants of voltage-gated potassium currents in vascular smooth muscle [J]. Cell Biochemistry and Biophysics, 2005, 42 (2): 167-195.

[28] 周述芝, 魏宗德. 血管平滑肌钾通道与原发性高血压 [J]. 中国病理生理杂志, 2003 (4): 562-566.

[29] GUO Z, LV C, YI H, et al. A residue at the cytoplasmic entrance of BK-type channels regulating single-channel opening by its hydrophobicity [J]. Biophys, 2008, 94 (9): 3714-3725.

[30] PARK W S, SON Y K, KIM N, et al. Acute hypoxia induces vasodilation and increases coronary blood flow by activating inward rectifier K (+) channels [J]. Pflugers Arch, 2007, 454 (6): 1023-1030.

[31] 朱煜明, 王虹. 肺动脉平滑肌细胞 ATP 敏感性钾通道研究进展 [J]. 国际呼吸杂志, 2006 (7): 551-553.

[32] 杨莹莹, 于锋. 心血管 ATP 敏感钾通道及其相关药物研发 [J]. 药学进展, 2008, 32 (3): 110.

[33] KONUKOGLU D, UZUN H. Endothelial dysfunction and hypertension [J]. Adv Exp Med Biol, 2017, 956: 511-540.

[34] TSUTSUI M, TANIMOTO A, TAMURA M, et al. Significance of nitric oxide synthases: lessons from triple nitric oxide synthases null mice [J]. J Pharmacol Sci, 2015, 127 (1): 42-52.

[35] ZHANG Y, JANSSENS S P, WINGLER K, et al. Modulating endothelial nitric oxide synthase: a new cardiovascular therapeutic strategy [J]. Am J Physiol Heart Circ Physiol, 2011, 301 (3): H634-H646.

[36] KOLLURU G K, SINHA S, MAJUMDER S, et al. Shear stress promotes nitric oxide production in endothelial cells by sub-cellular delocalization of eNOS: a basis for shear stress mediated angiogenesis [J]. Nitric Oxide, 2010, 22 (4): 304-315.

[37] DAAKA Y. S-nitrosylation-regulated GPCR signaling [J]. Biochim Biophys Acta, 2012, 1820 (6): 743-751.

[38] UMBRELLO M, DYSON A, FEELISCH M, et al. The key role of nitric oxide in hypoxia: hypoxic vasodilation and energy supply-demand matching [J]. Antioxid Redox Signal, 2013, 19 (14): 1690-1710.

[39] TONELLI A R, HASERODT S, AYTEKIN M, et al. Nitric oxide deficiency in pulmonary hypertension: pathobiology and implications for therapy [J]. Pulm Circ, 2013, 3 (1): 20-30.

[40] DERBYSHIRE E R, MARLETTA M A. Structure and regulation of soluble guanylate cyclase [J]. Annu Rev Biochem, 2012, 81 (1): 533-559.

［41］CAHILL P A, REDMOND E M. Vascular endothelium-gatekeeper of vessel health ［J］. Atherosclerosis, 2016, 248: 97-109.

［42］KONUKOGLU D, UZUN H. Endothelial dysfunction and hypertension ［J］. Adv Exp Med Biol, 2017, 956: 511-540.

［43］BARTON M. The discovery of endothelium dependent contraction: the legacy of Paul M. Vanhoutte ［J］. Pharmacol Res, 2011, 63 (6): 455-462.

［44］MASUYER G, YATES CJ, STURROCK ED, et al. Angiotensin-I converting enzyme (ACE): structure, biological roles, and molecular basis for chloride ion dependence ［J］. Biol Chem, 2014, 395 (10): 1135-1149.

［45］BAUER J, RIPPERGER A, FRANTZ S, et al. Pathophysiology of isoprostanes in the cardiovascular system: implications of isoprostane-mediated thromboxane A2 receptor activation ［J］. Br J Pharmacol, 2014, 171 (13): 3115-3131.

［46］RALEVIC V, DUNN WR. Purinergic transmission in blood vessels ［J］. Auton Neurosci, 2015, 191: 48-66.

［47］李洪, 钱坤喜. 体外模拟心血管系统血液动力学性能分析 ［J］. 生物医学工程学杂志, 2006, 23 (4): 778-780.

［48］史小莲, 关永源. 高血压发展过程中脑 VSMC 离子通道的变化 ［J］. 中国药理学通报, 2005, 21 (2): 129-132.

［49］朱丽. 高血压与血管重塑研究进展 ［J］. 科技信息, 2009 (8): 665-666.

［50］BROWN I A M, DIEDERICH L, GOOD M E, et al. Vascular smooth muscle remodeling in conductive and resistance arteries in hypertension ［J］. Arterioscler Thromb Vasc Biol, 2018, 38 (9): 1969-1985.

［51］SUN Z. Aging, arterial stiffness, and hypertension ［J］. Hypertension, 2015, 65 (2): 252-256.

［52］VARGHESE M, ADHYAPAK S M, THOMAS T, et al. The association of severity of retinal vascular changes and cardiac remodelling in systemic hypertension ［J］. Ther Adv Cardiovasc Dis, 2016, 10 (4): 224-230.

［53］QIN B, ZHOU J. Src Family Kinases (SFK) mediate angiotensin II -induced myosin light chain phosphorylation and hypertension ［J］. PLoS ONE, 2015, 10 (5): e0127891.

［54］GRASSI G, MARK A, ESLER M. The sympathetic nervous system alterations in human hypertension ［J］. Circ Res, 2015, 116 (6): 976-990.

［55］COLL-BONFILL N, DE LA CRUZ-THEA B, PISANO M V, et al. Noncoding RNAs in smooth muscle cell homeostasis: implications in phenotypic switch and vascular disorders ［J］. Pflugers Arch, 2016, 468 (6): 1071-1087.

［56］TOUYZ R M, ALVES-LOPES R, RIOS F J, et al. Vascular smooth muscle contraction in hypertension [J]. Cardiovasc Res, 2018, 114 (4): 529-539.

[57] HILL M A, MEININGER G A. Small artery mechanobiology: roles of cellular and noncellular elements [J]. Microcirculation, 2016, 23 (8): 611-613.

[58] MISARKOVA E, BEHULIAK M, BENCZE M, et al. Excitation—contraction coupling and excitation—transcription coupling in blood vessels: their possible interactions in hypertensive vascular remodeling [J]. Physiol Res, 2016, 65 (2): 173-191.

[59] ZHOU Y, FAN J, ZHU H, et al. Aberrant splicing induced by dysregulated Rbfox2 produces enhanced function of $Ca_V1.2$ calcium channel and vascular myogenic tone in hypertension [J]. Hypertension, 2017, 70 (6): 1183-1193.

[60] NORLANDER A E, MADHUR M S, HARRISON D G. The immunology of hypertension [J]. J Exp Med, 2018, 215 (1): 21-33.

[61] RINGVOLD H C, KHALIL R A. Protein kinase C as regulator of vascular smooth muscle function and potential target in vascular disorders [J]. Adv Pharmacol, 2017, 78: 203-301.

[62] CRESTANI S, WEBB R C, DA SILVA—SANTOS J E. High—salt intake augments the activity of the RhoA/ROCK pathway and reduces intracellular calcium in arteries from rats [J]. Am J Hypertens, 2017, 30 (4): 389-399.

[63] VANHOUTTE P M, SHIMOKAWA H, FELETOU M, et al. Endothelial dysfunction and vascular disease—a 30th anniversary update [J]. Acta Physiol, 2017, 219 (1): 22-29.

[64] STALHAND J, HOLZAPFEL G A. Length adaptation of smooth muscle contractile filaments in response to sustained activation [J]. J Theor Biol, 2016, 397: 13-21.

[65] LOPES R A, NEVES K B, TOSTES R C, et al. Downregulation of nuclear factor erythroid 2—related factor and associated antioxidant genes contributes to redox—sensitive vascular dysfunction in hypertension [J]. Hypertension, 2015, 66 (6): 1240-1250.

[66] GU S X, STEVENS J W, LENTZ S R. Regulation of thrombosis and vascular function by protein methionine oxidation [J]. Blood, 2015, 125 (25): 3851-3859.

[67] GONZALEZ J, VALLS N, BRITO R, et al. Essential hypertension and oxidative stress: new insights [J]. World J Cardiol, 2014, 6 (6): 353-366.

[68] PAPAGEORGIOU N, ANDROULAKIS E, PAPAIOANNOU S, et al. Homoarginine in the shadow of asymmetric dimethylarginine: from nitric oxide to cardiovascular disease [J]. Amino Acids, 2015, 47 (9): 1741-1750.

[69] MCCULLY K S. Homocysteine and the pathogenesis of atherosclerosis [J]. Expert Rev Clin Pharmacol, 2015, 8 (2): 211-219.

[70] LI Y, HAGA C, CHIEN S. Molecular basis of the effects of shear stress on vascular endothelial cells [J]. J Biomech, 2005, 38 (10): 1949-1971.

［71］HIGASHI Y, YOSHIZUMI M. Exercise and endothelial function: role of endothelium-derived nitric oxide and oxidative stress in healthy subjects and hypertensive patients ［J］. Pharmacol Ther, 2004, 102 (1): 87-96.

［72］JACOBSEN J C, HORNBECH M S, HOLSTEIN-RATHLOU N H. Significance of microvascular remodelling for the vascular flow reserve in hypertension ［J］. Interface Focus, 2011, 1 (1): 117-131.

［73］YAVUZER H, CENGIZ M, YAVUZER S, et al. Procalcitonin and Pentraxin-3: current biomarkers in inflammation in white coat hypertension ［J］. J Hum Hypertens, 2016, 30 (7): 424-429.

［74］CENGIZ M, YAVUZER S, KILIÇKIRAN AVCI B, et al. Circulating miR-21 and eNOS in subclinical atherosclerosis in patients with hypertension ［J］. Clin Exp Hypertens, 2015, 37 (8): 643-649.

［75］HELBING T, OLIVIER C, BODE C, et al. Role of microparticles in endothelial dysfunction and arterial hypertension ［J］. World J Cardiol, 2014, 6 (11): 1135-1139.

［76］LEUNG F P, YUNG L M, LAHER I, et al. Exercise, vascular wall and cardiovascular diseases: an update (Part 1) ［J］. Sports Med, 2008, 38 (12): 1009-1024.

［77］SESSA W C, PRITCHARD K, SEYEDI N, et al. Chronic exercise in dogs increases coronary vascular nitric oxide production and endothelial cell nitric oxide synthase gene expression ［J］. Circ Res, 1994, 74: 349-353.

［78］RUSH J W, TURK J R, LAUGHLIN M H. Exercise training regulates SOD-1 and oxidative stress in porcine aortic endothelium ［J］. Am J Physiol Heart Circ Physiol, 2003, 284 (4): H1378-H1387.

［79］FONTANA J, FULTON D, CHEN Y, et al. Domain mapping studies reveal that the M domain of hsp90 serves as a molecular scaffold to regulate Akt-dependent phosphorylation of endothelial nitric oxide synthase and NO release ［J］. Circ Res, 2002, 90 (8): 866-873.

［80］GUSTAFSSON T, KRAUS WE. Exercise-induced angiogenesisrelated growth and transcription factors in skeletal muscle, and their modification in muscle pathology ［J］. Front Biosci, 2001, 6: D75- D89.

［81］SHI L, ZHANG H, CHEN Y, et al. Chronic exercise normalizes changes in Cav1.2 and KCa1.1 channels in mesenteric arteries from spontaneously hypertensive rats ［J］. Br J Pharmacol, 2015, 172 (7): 1846-1858.

［82］廖兴林, 常芸, 景思明. 一次性和反复性力竭运动后不同时相大鼠心肌 Kir6.1 的表达 ［J］. 中国运动医学杂志, 2008, 27 (5): 556-559.

［83］GOON J A, AINI A H, MUSALMAH M, et al. Effect of Tai Chi exercise on DNA damage, antioxidant enzymes, and oxidative stress in middle-age adults [J]. J Phys Act Health, 2009, 6 (1): 43-54.

[84] PARK J Y, FERRELL R E, PARK J J, et al. NADPH oxidase p22phox gene variants are associated with systemic oxidative stress biomarker responses to exercise training [J]. J Appl Physiol, 2005, 99 (5): 1905-1911.

[85] ROQUE F R, BRIONES A M, GARCIA-REDONDO A B, et al. Aerobic exercise reduces oxidative stress and improves vascular changes of small mesenteric and coronary arteries in hypertension [J]. Br J Pharmacol, 2013, 168 (3): 686-703.

[86] RAFIQ A, ASLAM K, MALIK R, et al. C242T polymorphism of the NADPH oxidase p22. PHOX gene and its association with endothelial dysfunction in asymptomatic individuals with essential systemic hypertension [J]. Mol Med Rep, 2014, 9 (5): 1857-1862.

[87] SLOAN R P, SHAPIRO P A, DEMEERSMAN R E, et al. Aerobic exercise attenuates inducible TNF production in humans [J]. J Appl Physiol, 2007, 103 (3): 1007-1011.

[88] PLAISANCE E P, TAYLOR J K, ALHASSAN S, et al. Cardiovascular fitness and vascular inflammatory markers after acute aerobic exercise [J]. Int J Sport Nutr Exerc Metab, 2007, 17 (2): 152-162.

[89] MITRANUN W, DEEROCHANAWONG C, TANAKA H, et al. Continuous vs. interval training on glycemic control and macro-and microvascular reactivity in type 2 diabetic patients [J]. Scand J Med Sci Sports, 2014, 24 (2): e69-e76.

[90] HIRAI D M, COPP S W, FERGUSON S K, et al. Exercise training and muscle microvascular oxygenation: functional role of nitric oxide [J]. J Appl Physiol, 2012, 113 (4): 557-565.

[91] DINENNO F A, TANAKA H, MONAHAN K D, et al. Regular endurance exercise induces expansive arterial remodelling in the trained limbs of healthy men [J]. J Physiol, 2001, 534 (pt1): 287-295.

[92] SANDRI M, ADAMS V, GIELEN S, et al. Effects of exercise and ischemia on mobilization and functional activation of blood-derived progenitor cells in patients with ischemic syndromes: results of 3 randomized studies [J]. Circulation, 2005, 111 (25): 3391-3399.

[93] SUNG K, BAE S. Effects of a regular walking exercise program on behavioral and biochemical aspects in elderly people with type II diabetes [J]. Nurs Health Sci, 2012, 14 (4): 438-445.

[94] LAKER R C, LILLARD T S, OKUTSU M, et al. Exercise prevents maternal high-fat diet-induced hypermethylation of the Pgc-1α gene and age-dependent metabolic dysfunction in the offspring [J]. Diabetes, 2014, 63 (5): 1605-1611.

[95] CARTER L G, QI N R, CABO R D, et al. Maternal exercise improves insulin sensitivity in mature rat offspring [J]. Med Sci Sports Exerc, 2013, 45 (5): 832-840.

[96] RAIPURIA M, BAHARI H, MORRIS M J. Effects of maternal diet and exercise during pregnancy on glucose metabolism in skeletal muscle and fat of weanling rats [J]. PLoS ONE, 2015, 10 (4): e0120980.

[97] BARROS M C, LOPES M A, FRANCISCO R P, et al. Resistance exercise and glycemic control in women with gestational diabetes mellitus [J]. Am J Obstet Gynecol, 2010, 203 (6): 556. e1-e6.

[98] CARTER L G, LEWIS K N, WILKERSON D C, et al. Perinatal exercise improves glucose homeostasis in adult offspring [J]. Am J Physiol Endocrinol Metab, 2012, 303 (8): E1061-E1068.

[99] MAY L E, GLAROS A, YEH H W, et al. Aerobic exercise during pregnancy influences fetal cardiac autonomic control of heart rate and heart rate variability [J]. Early Hum Dev, 2010, 86 (4): 213-217.

[100] ROCHA R, PERAÇOLI J C, VOLPATO G T, et al. Effect of exercise on the maternal outcome in pregnancy of spontaneously hypertensive rats [J]. Acta Cir Bras, 2014, 29 (9): 553-559.

[101] BLAIZE A N, BRESLIN E, DONKIN S S, et al. Maternal exercise does not significantly alter adult rat offspring vascular function [J]. Med Sci Sports Exerc, 2015, 47 (11): 2340-2346.

[102] LOPEZ – JARAMILLO P, VELANDIA – CARRILLO C, ÁLVAREZ – CAMACHO J, et al. Inflammation and hypertension: are there regional differences [J]. Int J Hypertens, 2013, 2013: 492094.

[103] SKVORTSOVA K, IOVINO N, BOGDANOVIC O. Functions and mechanisms of epigenetic inheritance in animals [J]. Nat Rev Mol Cell Biol, 2018, 19 (12): 774-790.

[104] WISE I A, CHARCHAR F J. Epigenetic modifications in essential hypertension [J]. Int J Mol Sci, 2016, 17 (4): 451.

[105] ZHAO M, WANG Z, YUNG S, et al. Epigenetic dynamics in immunity and autoimmunity [J]. Int J Biochem Cell Biol, 2015, 67: 65-74.

[106] ROULOIS D, LOO YAU H, SINGHANIA R, et al. DNA-Demethylating agents target colorectal cancer cells by inducing viral mimicry by endogenous transcripts [J]. Cell, 2015, 162 (5): 961-973.

[107] DENIS H, NDLOVU M N, FUKS F. Regulation of mammalian DNA methyltransferases: a route to new mechanisms [J]. EMBO Rep, 2011, 12 (7): 647-656.

[108] CRAWFORD D J, LIU M Y, NABEL C S, et al. Tet2 Catalyzes Stepwise 5-Methylcytosine Oxidation by an Iterative and de novo Mechanism [J]. J Am Chem Soc, 2016, 138 (3): 730-733.

[109] VALINLUCK V, SOWERS L C. Inflammation-mediated cytosine damage: a mechanistic link

between inflammation and the epigenetic alterations in human cancers [J]. Cancer Res, 2007, 67 (12): 5583-5586.

[110] KOUZARIDES T. Chromatin modifications and their function [J]. Cell, 2007, 128 (4): 693-705.

[111] ZHANG L, LU Q, CHANG C. Epigenetics in health and disease [J]. Adv Exp Med Biol, 2020, 1253: 3-55.

[112] RANDO O J, CHANG H Y. Genome-wide views of chromatin structure [J]. Annu Rev Biochem, 2009, 78: 245-271.

[113] MCGEE S L, HARGREAVES M. Epigenetics and exercise [J]. Trends Endocrinol Metab, 2019, 30 (9): 636-645.

[114] GUTTMAN M, AMIT I, GARBER M, et al. Chromatin signature reveals over a thousand highly conserved large non-coding RNAs in mammals [J]. Nature, 2009, 458 (7235): 223-227.

[115] GRIFFITHS-JONES S, SAINI H K, VAN DONGEN S, et al. miRBase: tools for microRNA genomics [J]. Nucleic Acids Res, 2008, 36 (Database issue): D154-D158.

[116] RAFTOPOULOS L, KATSI V, MAKRIS T, et al. Epigenetics, the missing link in hypertension [J]. Life Sci, 2015, 129: 22-26.

[117] AZECHI T, SATO F, SUDO R, et al. 5-Aza-2-deoxycytidine, a DNA methyltransferase inhibitor, facilitates the inorganic phosphorus-induced mineralization of vascular smooth muscle cells [J]. J Atheroscler Thromb, 2014, 21 (5): 463-476.

[118] THENAPPAN T, ORMISTON M L, RYAN J J, et al. Pulmonary arterial hypertension: pathogenesis and clinical management [J]. BMJ, 2018, 360: j5492.

[119] JIANG Y Z, JIMENEZ J M, OU K, et al. Hemodynamic disturbed flow induces differential DNA methylation of endothelial kruppel-like factor 4 (klf4) promoter in vitro and in vivo [J]. Circ Res, 2014, 115 (1): 32-43.

[120] JI L, CAI X, ZHANG L, et al. Association between polymorphisms in the renin-angiotensin-aldosterone system genes and essential hypertension in the Han Chinese population [J]. PLoS ONE, 2013, 8 (8): e72701.

[121] DE GASPARO M, LEVENS N R. Pharmacology of angiotensin II receptors in the kidney [J]. Kidney Int, 1994, 46 (6): 1486-1491.

[122] DOUGLAS J G, HOPFER U. Novel aspect of angiotensin receptors and signal transduction in the kidney [J]. Annu Rev Physiol, 1994, 56: 649-669.

[123] PEI F, WANG X, YUE R, et al. Differential expression and DNA methylation of angiotensin type 1A receptors in vascular tissues during genetic hypertension development [J]. Mol Cell

Biochem, 2015, 402 (1-2): 1-8.

[124] IANNI M, PORCELLINI E, CARBONE I, et al. Genetic factors regulating inflammation and DNA methylation associated with prostate cancer [J]. Prostate Cancer Prostatic Dis, 2013, 16 (1): 56-61.

[125] DASGUPTA C, CHEN M, ZHANG H, et al. Chronic hypoxia during gestation causes epigenetic repression of the estrogen receptor − α gene in ovine uterine arteries via heightened promoter methylation [J]. Hypertension, 2012, 60 (3): 697-704.

[126] ZHOU N, LEE J J, STOLL S, et al. Rho kinase regulates aortic vascular smooth muscle cell stiffness via Actin/SRF/Myocardin in hypertension [J]. Cell Physiol Biochem, 2017, 44 (2): 701-715.

[127] KIM J, HWANGBO C, HU X, et al. Restoration of impaired endothelial myocyte enhancer factor 2 function rescues pulmonary arterial hypertension [J]. Circulation, 2015, 131 (2): 190-199.

[128] SUN H J, REN X S, XIONG X Q, et al. Nlrp3 inflammasome activation contributes to vsmc phenotypic transformation and proliferation in hypertension [J]. Cell Death Dis, 2017, 8 (10): e3074.

[129] KIM J D, LEE A, CHOI J, et al. Epigenetic modulation as a therapeutic approach for pulmonary arterial hypertension [J]. Exp Mol Med, 2015, 47 (7): e175.

[130] BROCK M, HAIDER T J, VOGEL J, et al. The hypoxia−induced microRNA−130a controls pulmonary smooth muscle cell proliferation by directly targeting CDKN1A [J]. Int J Biochem Cell Biol, 2015, 61: 129-137.

[131] PALAO T, SWARD K, JONGEJAN A, et al. Gene expression and microRNA expression analysis in small arteries of spontaneously hypertensive rats [J]. Evidence for ER Stress [J]. PLoS One, 2015, 10 (9): e0137027.

[132] CARLOMOSTI F, D AGOSTINO M, BEJI S, et al. Oxidative Stress−Induced miR−200c Disrupts the regulatory loop among SIRT1, FOXO1, and eNOS [J]. Antioxid Redox Signal, 2017, 27 (6): 328-344.

[133] MARQUES F Z, ROMAINE S P, DENNIFF M, et al. Signatures of miR−181a on the Renal transcriptome and blood pressure [J]. Mol Med, 2015, 21 (1): 739-748.

[134] JAVED R, CHEN W, LIN F, et al. Infant's DNA methylation age at birth and epigenetic aging accelerators [J]. Biomed Res Int, 2016, 2016: 4515928.

[135] BAYOL S A, MACHARIA R, FARRINGTON S J, et al. Evidence that a maternal "junk food" diet during pregnancy and lactation can reduce muscle force in offspring [J]. Eur J Nutr, 2009, 48 (1): 62-65.

[136] KHAN I Y, DEKOU V, DOUGLAS G, et al. A high-fat diet during rat pregnancy or suckling induces cardiovascular dysfunction in adult offspring [J]. Am J Physiol Regul Integr Comp Physiol, 2005, 288 (1): R127-133.

[137] ARMITAGE J A, POSTON L, TAYLOR P D. Developmental origins of obesity and the metabolic syndrome: the role of maternal obesity [J]. Front Horm Res, 2008, 36: 73-84.

[138] DRAKE A J, REYNOLDS R M. Impact of maternal obesity on offspring obesity and cardiometabolic disease risk [J]. Reproduction, 2010, 140 (3): 387-398.

[139] SIMEONI U, YZYDORCZYK C, SIDDEEK B, et al. Epigenetics and neonatal nutrition [J]. Early Hum Dev, 2014, Suppl 2: S23-S24.

[140] MORDWINKIN N M, OUZOUNIAN J G, YEDIGAROVA L, et al. Alteration of endothelial function markers in women with gestational diabetes and their fetuses [J]. J Matern Fetal Neonatal Med, 2013, 26 (5): 507-512.

[141] NOMURA Y, LAMBERTINI L, RIALDI A, et al. Global methylation in the placenta and umbilical cord blood from pregnancies with maternal gestational diabetes, preeclampsia, and obesity [J]. Reprod Sci, 2014, 21 (1): 131-137.

[142] BOUBRED F, DELAMAIRE E, BUFFAT C, et al. High protein intake in neonatal period induces glomerular hypertrophy and sclerosis in adulthood in rats born with IUGR [J]. Pediatr Res, 2016, 79 (1): 22-26.

[143] YZYDORCZYK C, LI N, CHEHADE H, et al. Transient postnatal overfeeding causes liver stress-induced premature senescence in adult mice [J]. Sci Rep, 2017, 7 (1): 12911.

[144] WARNER M J, OZANNE S E. Mechanisms involved in the developmental programming of adulthood disease [J]. Biochem J, 2010, 427 (3): 333-347.

[145] ZHOU D, PAN Y X. Gestational low protein diet selectively induces the amino acid response pathway target genes in the liver of offspring rats through transcription factor binding and histone modifications [J]. Biochim Biophys Acta, 2011, 1809 (10): 549-556.

[146] INGENBLEEK Y, MCCULLY K S. Vegetarianism produces subclinical malnutrition, hyperhomocysteinemia and atherogenesis [J]. Nutrition, 2012, 28 (2): 148-153.

[147] GODFREY K M, LILLYCROP K A, BURDGE G C, et al. Non-imprinted epigenetics in fetal and postnatal development and growth [J]. Nestle Nutr Inst Workshop Ser, 2013, 71: 57-63.

[148] VAN BALLEGOOIJEN A J, GANSEVOORT R T, LAMBERS-HEERSPINK H J, et al. Plasma 1, 25-dihydroxyvitamind and the risk of developing hypertension: the prevention of renal and vascular end-stage disease study [J]. Hypertension, 2015, 66 (3): 563-570.

[149] GAYNULLINA D, SHESTOPALOV VI, PANCHIN Y, et al. Pannexin 1 facilitates arterial relaxation via an endothelium-derived hyperpolarization mechanism [J]. FEBS Lett, 2015,

589 (10): 1164-1170.

[150] MEEMS L M, MAHMUD H, BUIKEMA H, et al. Parental vitamin D deficiency during pregnancy is associated with increased blood pressure in offspring via Panx1 hypermethylation [J]. Am J Physiol Heart Circ Physiol, 2016, 311 (6): H1459-H1469.

[151] ALJUNAIDY M M, MORTON J S, COOKE C M, et al. Prenatal hypoxia and placental oxidative stress: linkages to developmental origins of cardiovascular disease [J]. Am J Physiol Regul Integr Comp Physiol, 2017, 313 (4): R395-R399.

[152] STERGIOTOU I, CRISPI F, VALENZUELA-ALCARAZ B, et al. Aortic and carotid intima-media thickness in term small-for-gestational-age newborns and relationship with prenatal signs of severity [J]. Ultrasound Obstet Gynecol, 2014, 43 (6): 625-631.

[153] HERRERA E A, CAMM E J, CROSS C M, et al. Morphological and functional alterations in the aorta of the chronically hypoxic fetal rat [J]. J Vasc Res, 2012, 49 (1): 50-58.

[154] PATTERSON A J, XIAO D, XIONG F, et al. Hypoxia-derived oxidative stress mediates epigenetic repression of PKCε gene in foetal rat hearts [J]. Cardiovasc Res, 2012, 93 (2): 302-310.

[155] RUEDA-CLAUSEN C F, STANLEY J L, THAMBIRAJ D F, et al. Effect of prenatal hypoxia in transgenic mouse models of preeclampsia and fetal growth restriction [J]. Reprod Sci, 2014, 21 (4): 492-502.

[156] JULIAN C G, MOORE L G. Human genetic adaptation to high altitude: evidence from the andes [J]. Genes (Basel), 2019, 10 (2): 150.

[157] HEINDEL J J. History of the obesogen field: looking back to look forward [J]. Front Endocrinol (Lausanne), 2019, 10: 14.

[158] GREEN B B, MARSIT C J. Select prenatal environmental exposures and subsequent alterations of gene-specific and repetitive element DNA methylation in fetal tissues [J]. Curr Environ Health Rep, 2015, 2 (2): 126-136.

[159] MAJZUNOVA M, DOVINOVA I, BARANCIK M, et al. Redox signaling in pathophysiology of hypertension [J]. J Biomed Sci, 2013, 20 (1): 69.

[160] KIETZMANN T, PETRY A, SHVETSOVA A, et al. The epigenetic landscape related to reactive oxygen species formation in the cardiovascular system [J]. Br J Pharmacol, 2017, 174 (12): 1533-1554.

[161] DAVIS E F, LAZDAM M, LEWANDOWSKI A J, et al. Cardiovascular risk factors in children and young adults born to preeclamptic pregnancies: a systematic review [J]. Pediatrics, 2012, 129 (6): e1552-1561.

[162] HU W, WENG X, DONG M, et al. Alteration in methylation level at 11β-hydroxysteroid de-

hydrogenase type 2 gene promoter in infants born to preeclamptic women [J]. BMC Genet, 2014, 15: 96.

[163] LIANG M. Epigenetic mechanisms and hypertension [J]. Hypertension, 2018, 72 (6): 1244-1254.

[164] HALL J E, DO CARMO J M, DA SILVA A A, et al. Obesity-induced hypertension: interaction of neurohumoral and renal mechanisms [J]. Circ Res, 2015, 116 (6): 991-1006.

[165] LANG F, STOURNARAS C. Serum and glucocorticoid inducible kinase, metabolic syndrome, inflammation, and tumor growth [J]. Hormones (Athens), 2013, 12 (2): 160-171.

[166] VANECKOVA I, MALETINSKA L, BEHULIAK M, et al. Obesity-related hypertension: possible pathophysiological mechanisms [J]. J Endocrinol, 2014, 223 (3): R63-R78.

[167] PEPPARD P E, YOUNG T, BARNET J H, et al. Increased prevalence of sleep-disordered breathing in adults [J]. Am J Epidemiol, 2013, 177 (9): 1006-1014.

[168] PRABHAKAR N R, SEMENZA G L. Regulation of carotid body oxygen sensing by hypoxia-inducible factors [J]. Pflugers Arch, 2016, 468 (1): 71-75.

[169] LACHANCE G, UNIACKE J, AUDAS T E, et al. DNMT3a epigenetic program regulates the HIF-2α oxygen-sensing pathway and the cellular response to hypoxia [J]. Proc Natl Acad Sci USA, 2014, 111 (21): 7783-7788.

[170] NANDURI J, PENG Y J, WANG N, et al. Epigenetic regulation of redox state mediates persistent cardiorespiratory abnormalities after long-term intermittent hypoxia [J]. J Physiol, 2017, 595 (1): 63-77.

[171] NANDURI J, SEMENZA G L, PRABHAKAR N R. Epigenetic changes by DNA methylation in chronic and intermittent hypoxia [J]. Am J Physiol Lung Cell Mol Physiol, 2017, 313 (6): L1096-L1100.

[172] RAGHURAMAN S, DONKIN I, VERSTEYHE S, et al. The emerging role of epigenetics in inflammation and immunometabolism [J]. Trends Endocrinol Metab, 2016, 27 (11): 782-795.

[173] ZHOU Z, CHEN P, PENG H. Are healthy smokers really healthy [J]. Tob Induc Dis, 2016, 14: 35.

[174] ZHU X, LI J, DENG S, et al. Genome-Wide analysis of DNA methylation and cigarette smoking in a chinese population [J]. Environ Health Perspect, 2016, 124 (7): 966-973.

[175] SUNDAR I K, NEVID M Z, FRIEDMAN A E, et al. Cigarette smoke induces distinct histone modifications in lung cells: implications for the pathogenesis of COPD and lung cancer [J]. Proteome Res, 2014, 13 (2): 982-996.

[176] FERRARO M, DI VINCENZO S, DINO P, et al. Budesonide, Aclidinium and Formoterol in combination limit inflammaging processes in bronchial epithelial cells exposed to cigarette

smoke [J]. Exp Gerontol, 2019, 118: 78-87.

[177] HE X, LI T, KANG N, et al. The protective effect of PRMT6 overexpression on cigarette smoke extract-induced murine emphysema model [J]. Int J Chron Obstruct Pulmon Dis, 2017, 12: 3245-3254.

[178] JIANG R, JIANG Y, XIA P, et al. Cigarette smoke extract promotes TIM4 expression in murine dendritic cells leading to Th2 polarization through ERK-dependent pathways [J]. Int Arch Allergy Immunol, 2019, 178 (3): 219-228.

[179] SONG H, TAO L, CHEN C, et al. USP17-mediated deubiquitination and stabilization of HDAC2 in cigarette smoke extract-induced inflammation [J]. Int J Clin Exp Pathol, 2015, 8 (9): 10707-10715.

[180] SOARES DO AMARAL N, CRUZ E MELO N, DE MELO MAIA B, et al. Noncoding RNA profiles in tobacco-and alcohol-associated diseases [J]. Genes (Basel) . 2016, 8 (1): 6.

[181] BERGENS M A, PITTMAN G S, THOMPSON I J B, et al. Smoking-associated AHRR demethylation in cord blood DNA: impact of CD235a+ nucleated red blood cells [J]. Clin Epigenetics, 2019, 11 (1): 87.

[182] WANG B, LIN L, AI Q, et al. HAT inhibitor, garcinol, exacerbates lipopolysaccharideinduced inflammation in vitro and in vivo [J]. Mol Med Rep, 2016, 13 (6): 5290-5296.

[183] KIM S Y, KIM H J, PARK M K, et al. Mitochondrial E3 ubiquitin protein ligase 1 mediates cigarette smoke-induced endothelial cell death and dysfunction [J]. Am J Respir Cell Mol Biol, 2016, 54 (2): 284-296.

[184] MA X, ZHENG X, PAN L, et al. NLRP3 inflammasome activation in liver cirrhotic patients [J]. Biochem Biophys Res Commun, 2018, 505 (1): 40-44.

[185] GU W, YUAN Y, YANG H, et al. Role of miR-195 in cigarette smoke-induced chronic obstructive pulmonary disease [J]. Int Immunopharmacol, 2018, 55: 49-54.

[186] ZHAO G, ZHANG T, WU H, et al. MicroRNA let-7c improves LPS-induced outcomes of endometritis by suppressing NF-κB signaling [J]. Inflammation, 2019, 42 (2): 650-657.

[187] DANG X, YANG L, GUO J, et al. MiR-145-5p is associated with smoke-related chronic obstructive pulmonary disease via targeting KLF5 [J]. Chem Biol Interact, 2019, 300: 82-90.

[188] FAIZ A, STEILING K, ROFFEL M P, et al. Effect of long-term corticosteroid treatment on microRNA and gene-expression profiles in COPD [J]. Eur Respir J, 2019, 53 (4): 1801202.

[189] CHEN H, WANG X, YAN X, et al. RETRACTED: LncRNA MALAT1 regulates sepsis-induced cardiac inflammation and dysfunction via interaction with miR-125b and p38 MAPK/NFκB [J]. Int Immunopharmacol, 2018, 55: 69-76.

[190] NI W, WATTS S W, NG M, et al. Elimination of vitamin D receptor in vascular endothelial

cells alters vascular function [J]. Hypertension, 2014, 64 (6): 1290-1298.

[191] SHI Y, AU J S, THONGPRASERT S, et al. A prospective, molecular epidemiology study of EGFR mutations in Asian patients with advanced non-small-cell lung cancer of adenocarcinoma histology (PIONEER) [J]. J Thorac Oncol, 2014, 9 (2): 154-162.

[192] MENTE A, O'DONNELL M J, RANGARAJAN S, et al. Association of urinary sodium and potassium excretion with blood pressure [J]. N Engl J Med, 2014, 371 (7): 601-611.

[193] ABURTO N J, ZIOLKOVSKA A, HOOPER L, et al. Effect of lower sodium intake on health: systematic review and meta-analyses [J]. BMJ, 2013, 346: f1326.

[194] LIU P, LIU Y, LIU H, et al. Role of DNA De Novo (De) methylation in the kidney in salt-induced hypertension [J]. Hypertension, 2018, 72 (5): 1160-1171.

[195] TANG X, CHEN X F, CHEN H Z, et al. Mitochondrial Sirtuins in cardiometabolic diseases [J]. Clin Sci (Lond), 2017, 131 (16): 2063-2078.

[196] FEHRENBACH D J, ABAIS-BATTAD J M, DASINGER J H, et al. Salt-sensitive increase in macrophages in the kidneys of Dahl SS rats [J]. Am J Physiol Renal Physiol, 2019, 317 (2): F361-F374.

[197] SU S, WANG X, POLLOCK J S, et al. Adverse childhood experiences and blood pressure trajectories from childhood to young adulthood: the Georgia stress and Heart study [J]. Circulation, 2015, 131 (19): 1674-1681.

[198] GOTO C, HIGASHI Y, KIMURA M, et al. The effect of different intensities of exercise on endothelium-dependent vasodilation in humans: role of endothelium-dependent nitric oxide and oxidative stress [J]. Circulation, 2003, 108 (5): 530- 535.

[199] SØLVSTEN CAE, DE PAOLI F, CHRISTENSEN JH, et al. Voluntary physical exercise induces expression and epigenetic remodeling of VegfA in the rat hippocampus [J]. Mol Neurobiol, 2018 (1): 567-582.

[200] WU G, ZHANG X, GAO F. The epigenetic landscape of exercise in cardiac health and disease [J]. J Sport Health Sci, 2021, 10 (16): 648-659.

缩略词

缩写	英文全称	中文全称
ACE1	angiotensin converting enzyme 1	血管紧张素转换酶 1
ACh	acetylcholine	乙酰胆碱
ADD1	α-adducin	α-内收蛋白
ADMA	asymmetric dimethylarginine	不对称二甲基精氨酸
Akt/PKB	protein kinase B	蛋白激酶 B
Ang I~Ⅶ	angiotensin I ~ Ⅶ	血管紧张素 I ~ Ⅶ
Ang Ⅱ	angiotensin Ⅱ	血管紧张素 Ⅱ
BH4	tetrahydrobiopterin	四氢生物蝶呤
BK_{Ca}	large-conductance Ca^{2+}-activated K^+ channel	大电导钙激活钾通道
CaM	calmodulin	钙调蛋白
cAMP	cyclic adenosine monophosphate	环磷酸腺苷
$Ca_V 1.2$	L-type-voltage-dependent Ca^{2+} channels	L-型电压依赖性 Ca^{2+} 通道
cGMP	cyclic guanosine monophosphate	环磷酸鸟苷
CICR	Ca^{2+}-induced Ca^{2+} release	Ca^{2+} 诱导的 Ca^{2+} 释放
Co-REST	REST corepressor	REST 辅助抑制因子
Cox-2	cyclooxygenase-2	环氧合酶 2
CRAC	Ca^{2+} release-activated Ca^{2+} channel	Ca^{2+} 释放激活通道
DAG	diacylglycerol	二酰甘油
DAMPs	damage-associated molecular patterns	损伤相关分子模式
DBP	diastolic blood pressure	舒张压
DDAH	enzyme dimethylarginine dimethylaminohydrolase	二甲基精氨酸二甲氨基水解酶
DNMT	DNA methyltransferase	DNA 甲基转移酶

缩写	英文全称	中文全称
EDCF	endothelium-derived contractile factor	内皮源性收缩因子
EDHF	endothelium-derived hyperpolarizing factor	内皮衍生的超极化因子
EDRF	endothelium-derived relaxing factor	内皮源性舒张因子
EGF	epidermal growth factor	表皮生长因子
ENaC	epithelial sodium channel	上皮钠通道
eNOS	endothelial nitric oxide synthase	内皮型一氧化氮合酶
ERα	estrogen receptor α	雌激素受体 α
ERβ	estrogen receptor β	雌激素受体 β
ET-1	endothelin-1	内皮素-1
FAD	flavin adenine dinucleotide	黄素腺嘌呤二核苷酸
FGF	fibroblast growth factor	成纤维细胞生长因子
FMN	flavin mononucleotide	黄素单核苷酸
GPCR	G protein-coupled receptor	G 蛋白偶联受体
GRK2	GPCR kinase 2	GPCR 激酶 2
H3K9me3	trimethylation of histone H3 lysine 9	三甲基化组蛋白 H3 赖氨酸 9
HAT	histone acetyltransferases	组蛋白乙酰转移酶
HDAC	histone deacetylases	组蛋白脱乙酰酶
HDM	histone demethylase	组蛋白脱甲基酶
HKMT	histone lysine methyltransferase	组蛋白赖氨酸甲基转移酶
HIF-1	hypoxia inducible factor-1	缺氧诱导因子-1
HMT	histone methyltransferases	组蛋白甲基转移酶
HR	heart rate	心率
HSD11B2	hydroxysteroid dehydrogenase-11β2 enzyme	羟基类固醇脱氢酶-11β2 酶
HSF1	heat shock transcription factor 1	热休克转录因子 1
HSP	heat shock protein	热休克蛋白
ICAM-1	intercellular cell adhesion molecule-1	细胞间黏附分子-1
IGF-1	insulin-like growth factor 1	胰岛素样生长因子 1
iNOS/NOS-2	inducible NOS	细胞因子诱导型 NOS
IP_3	inositol1, 4, 5-trisphosphate	1, 4, 5-三磷酸肌醇
IP_3Rs	inositol 1, 4, 5-trisphosphate receptors	1, 4, 5-三磷酸肌醇受体
KLF4	kruppel like factor 4	kruppel 样因子 4

缩写	英文全称	中文全称
LTCC	L-type Ca^{2+} channel	L-型 Ca^{2+} 通道
LSD1	lysine-specific demethylase 1	赖氨酸特异性脱甲基酶 1
MAP	mean arterial pressure	平均动脉压
MAPK	mitogen-activated protein kinase	丝裂原活化蛋白激酶
MCP-1	macrophage chemoattractant protein-1	单核细胞趋化蛋白-1
MCU	mitochondrial-calcium-uniporter	线粒体钙单向转运体
MEF2	myocyte enhancer factor 2	肌细胞增强因子 2
MLC	myosin light chain	肌球蛋白轻链
MLCK	myosin light chain kinase	肌球蛋白轻链激酶
MYPT1	myosin phosphatase target subunit 1	肌球蛋白磷酸酶靶亚基 1
NADPH	reduced nicotinamide adenine dinucleotide phosphate	还原型烟酰胺腺嘌呤二核苷酸磷酸
NFAT	nuclear factor of activated T cells	活化 T 细胞核因子
NFκB	nuclear factor κ-light-chain-enhancer of activated B cells	活化 B 细胞核因子 κB 轻链增强子
NKCC1	Na^+-K^+-$2Cl^-$ cotransporter 1	Na^+-K^+-$2Cl^-$ 协同转运蛋白 1
NOS	nitric oxide synthase	一氧化氮合酶
nNOS/NOS-1	neuronal NOS	神经元 NOS
Nox	NADPH oxidases	NADPH 氧化酶
NuRD	nucleosome remodeling complex	核小体改构复合体
PARP	poly-ADPribose polymerase	聚 ADP 核糖聚合酶
PDGF	platelet derived growth factor	多肽血小板衍生生长因子
PGC-1α	peroxisome proliferator-activated receptor gamma coactivator 1-alpha	过氧化物酶体增殖物激活受体 γ 共激活因子 1-α
PI3K	phosphatidylinositol 3-kinase	磷脂酰肌醇 3 激酶
PKA	protein kinase A	蛋白激酶 A
PKC	protein kinase C	蛋白激酶 C
PKG	protein kinase G	蛋白激酶 G
PLC	Phospholipase C	磷脂酶 C
RAAS	renin-angiotensin-aldosterone system	肾素-血管紧张素-醛固酮系统

续表

缩写	英文全称	中文全称
Rho-GEFs	Rho guanine nucleotide exchange factors	Rho 鸟嘌呤核苷酸交换因子
ROC	receptor-operated Ca^{2+} channels	受体门控 Ca^{2+} 通道
ROCK	RhoA-Rho kinase	RhoA-Rho 激酶
RyRs	ryanodine receptors	雷诺丁受体
SAM	S-adenosylmethionine	S-腺苷甲硫氨酸
SBP	systolic blood pressure	收缩压
SERCA	sarco/endoplasmic reticulum calcium ATPase	肌质网钙 ATP 酶
sGC	soluble guanylyl cyclase	可溶性鸟苷酸环化酶
SGK1	serum and glucocorticoid-regulated kinase 1	血清和糖皮质激素调节激酶 1
SHR	spontaneously hypertensive rat	自发性高血压大鼠
Sin3A	SIN3 transcription regulator family member A	SIN3 转录调控蛋白家族成员 A
SMTC	S-methyl-l-thiocitrulline	S-甲基-1-硫代瓜氨酸
SOCE	store-operated calcium entry	钙池调控的钙离子流入
SOD	superoxide dismutase	超氧化物歧化酶
SRF	serum response factor	血清反应因子
STOC	spontaneous transient outward current	自发瞬时外向电流
SUR	sulfonylurea receptor	磺酰脲类受体
TET	ten-eleven translocation methylcytosine dioxygenase	10-11 易位甲基胞嘧啶双加氧酶
TLRs	vascular toll-like receptors	血管 toll 样受体
TNF-α	tumour necrosis factor α	肿瘤坏死因子 α
TTCC	T-type Ca^{2+} channel	T 型 Ca^{2+} 通道
TXA_2	thromboxane A_2	血栓素 A_2
VCAM-1	vascular cell adhesion molecule-1	血管细胞粘附因子-1
VEGF	vascular endothelial growth factor	血管内皮生长因子
VSMC	vascular smooth muscle cell	血管平滑肌细胞
WNK4	with no lysine K4	赖氨酸缺陷蛋白激酶 4